Hypertensión Arterial

Hypertensión Arterial

Una guía para mujeres y hombres latinos con hipertensión

James W. Reed, M.D., M.A.C.P., F.A.C.E. y
Hilton M. Hudson, II., M.D., F.A.C.S.
con Ana I. Quintero Del Rio, M.D., MPH

HILTON PUBLISHING COMPANY • CHICAGO, ILLINOIS

ISBN: 978-0-9800649-8-8

Copyright © 2002, 2008 por James W. Reed, M.D. y Hilton M. Hudson II, M.D.

Hilton Publishing Company
PO Box 737, Roscoe, IL 61073
815-885-1070
www.hiltonpub.com

Impreso y empastado en los Estados Unidos de América.

Library of Congress Cataloging-in-Publication Data

Reed, James W., M.D.
 Hypertensisn arterial: una guma para mujeres y hombres latinos con hipertensisn / James W. Reed y Hilton M. Hudson II ; with Ana I. Quintero del Rio.
 p. cm.
 ISBN 978-0-9800649-8-8
 1. Hypertension—Popular works. 2. Hispanic Americans—Health and hygiene—Popular works. I. Hudson, Hilton M. II. Quintero del Rio, Ana I., 1963- III. Title.

RC685.H8R376 2008   616.1'32008968073—dc22
                                                   2008020972

Tabla de Contenido

Dedicatoria

Este libro está dedicado a Catherine, Mary, Robert y David, las estrellas más brillantes de mi universo, con la esperanza de que tengan largas vidas, prósperas y saludables. Me han servido de inspiración para mi labor de educar al público en cómo llevar estilos de vida sanos.

James W. Reed, M.D.

A mi padre y a mi madre, gracias por su amor y su apoyo incondicional, y al Dr. P. David Myerowitz, la verdadera personificación de la integridad, el carácter y la honorabilidad.

Hilton M. Hudson, II, M.D.

Agradecimientos

No tengo palabras para expresar nuestro agradecimiento a Adrianne Appel por sus contribuciones. Su inteligencia y cálida personalidad son la voz de este libro.

También quisiéramos expresar nuestros agradecimientos a Pfizer Pharmaceuticals, Inc., por su amable apoyo en este proyecto.

Colaboradores

Leo C. Egbujiobi, MD, FACC, FACP., es miembro del personal ejecutivo de Beloit Clinic, Beloit, WI.

John M. Flack, M.D., M.P.H., es especialista en hipertensión clínica, profesor y Presidente Asociado para Asuntos Académicos y Jefe de Calidad, del Departamento de Medicina Interna de Wayne State University y de Detroit Medical Center, Detroit, MI. El Dr. Flack es actualmente el Presidente de la Sociedad Internacional para Hipertensión de las Personas de Raza Negra (ISHIB).

C. Alicia Georges, EdD, RN, F.A.A.N, es una afiliada de la Herbert H. Lehman College, City University de Nueva York, y es la actual Secretaria/Tesorera del ISHIB.

Hilton M. Hudson II M.D., F.A.C.SN. es el jefe de cirugía cardiotorácica, y cirujano del corazón en el hospital Franciscan Physicians. Es presidente y CEO de la Hilton Publishing Company.

James W. Reed, MD, F.A.C.P, F.A.C.E es Profesor de Medicina y Presidente Asociado de Medicina para Investigación, Morehouse School of Medicine, Atlanta, GA. Es cofundador del ISHIB.

Carmen Samuel-Hodge, Ph.D., RD es Coinvestigadora Principal/ Directora de Proyecto de New DAWN (Diabetes Awareness and Wellness Network), Center for Health Promotion and Disease Prevention, University of North Carolina, Chapel Hill.

Charles Washington, M.D. es Instructor Clínico de la Escuela de Medicina de la Universidad de Illinois, Rockford, IL. Es Presidente del Departamento de Medicina Familiar del Rockford Memorial Hospital, Rockford, IL, donde forma parte del Comité de Credenciales. Es presidente y fundador de "Whole Life World Ministries," una organización sin fines de lucro, es ministro ordenado del evangelio de Jesucristo y miembro activo del St. Paul Church of God in Christ, donde es presidente de la Junta de Síndicos.

Ana I. Quintero Del Rio, M.D., MPH, FAAP, es directora del Centro de Investigación Clínica y profesora asociada, directora de los departamentos de Patología y Fisiología de la Escuela de Medicina San Juan Bautista. Es profesora asociada de los departamentos de Bioquímica y Pediatría, en la división de Genética en la Escuela de Medicina Ponce de León, y fue la instructora clínica de Pediatría/Medicina en la Oklahoma Medical Research Foundation e instructora clínica de Medicina en el Centro Médico de la Universidad de Oklahoma.

Introducción

Las disparidades o desigualdades en salud son un problema mundial. Por lo general, los países pobres tienen servicios de salud más débiles que los de los países ricos. Por lo tanto, en algunos países, sus habitantes no reciben los medicamentos que requieren, ni otras formas de tratamiento, ni tampoco seguimiento de su estado de salud.

En los Estados Unidos las disparidades de esta índole son también un problema. Los hispanos tienen más probabilidad de enfermar, de ser diagnosticados en forma tardía y de tener menos acceso a los cuidados de salud, e incluso a morir por ciertas enfermedades, en comparación con los americanos de raza blanca.

Parte de este problema se debe al mismo servicio de salud. No pretendemos subestimarlo. Sin embargo, nuestra intención es decirle lo que puede hacer para corregir este problema. Esto significa saber lo que debe saber sobre su propio estado de salud, y hacer lo que hay que hacer para mantenerse sano y obtener tratamiento oportuno cuando lo requiera.

La hipertensión arterial es el ejemplo perfecto de una afección de salud que cada uno de los lectores puede ayudar a mejorar. Queremos que sepa:

- Cómo evitar las cosas que contribuyen a la hipertensión arterial.

- Cómo obtener un diagnóstico hecho por un médico u otro profesional de la salud.

- Cómo hacerle el seguimiento al tratamiento y qué puede hacer usted, por su parte, para adoptar hábitos de dieta y ejercicio, y cambiar su estilo de vida.

Queremos que tenga una vida larga y útil y, al hacerlo, cambie las estadísticas. La presión arterial alta, o hipertensión arterial, es una enfermedad que puede tratarse. Es importante que no lo olvide. Como están las cosas, son demasiadas las personas, jóvenes y viejas, ricas y pobres, con educación y sin ella, las que mueren o quedan discapacitados por ataques al corazón y embolias o derrames cerebrales. Sin embargo, podemos protegernos contra los ataques al corazón o los problemas cerebrales simplemente adoptando las medidas adecuadas antes de que se produzca una crisis.

Escribimos este libro porque creemos que, en medicina como en tantas otras cosas, la verdad tiene el poder hacernos libres. Escribimos este libro para disipar ideas falsas sobre la hipertensión, como pensar que no se puede hacer nada para controlarla. De hecho, es mucho lo que se puede hacer y le diremos cómo.

Capítulo por capítulo, en un lenguaje sencillo y directo, le explicaremos lo que tiene que saber un paciente bien informado para mantener su salud o para curarse, si ya tiene presión arterial alta. Al saber lo que debe saber, podrá cooperar más estrechamente con su médico y convertirse en un socio del manejo de su salud. Quienes tienen una sólida relación con su médico obtienen la mejor ayuda y cuentan con la mejor posibilidad de tener buena salud.

Cuidarse es algo que depende de uno mismo, significa sentirse orgulloso de la vida y del cuerpo que se nos ha dado y tratar ese don con el gran respeto que merece. Cuidarse es también una forma de demostrar a nuestros seres queridos que los amamos. Al llevar una vida más larga y dar ejemplo de un buen estado de salud, irá pasando la voz a los demás. Se convertirá en ejemplo para los demás. Quienes saben cuidarse son personas dispuestas a alcanzar sus metas y sus sueños ¡Usted puede ser una de ellas!

Capítulo uno

Conozca su presión arterial

Un diagnóstico de hipertensión arterial es algo que no tiene por qué asustarlo. Los cambios en su estilo de vida, de conformidad con lo que su médico disponga, acompañados de los medicamentos adecuados, pueden controlar su presión arterial. Para lograrlo, es posible que su médico le pida cambiar su dieta, dejar de fumar, perder peso y controlar periódicamente su presión arterial. Tal vez tenga que tomar medicamentos. Todo esto toma tiempo, pero la posibilidad de vivir muchos años, con menos riesgos de enfermedades vasculares graves merece tomarse el tiempo y hacer el esfuerzo.

Sin embargo, para poder adoptar estas medidas necesarias, debe empezar por entender qué es la presión arterial, qué ocurre cuando se eleva demasiado y cómo obtener la atención médica que requiere para tratarla.

¿QUÉ ES LA PRESIÓN ARTERIAL?

La presión arterial es la fuerza con la que circula la sangre por las arterias, que son los conductos que llevan la sangre que sale del corazón. En una persona sana, la presión arterial sube durante el ejercicio, o cuando se tiene miedo o se experimenta entusiasmo, pero luego vuelve a su nivel normal. No obstante, en alguien a quien se le haya diagnosticado hipertensión arterial (o presión arterial alta), permanece alta todo el tiempo.

En la medición de la presión arterial hay dos partes que se expresan siempre como "x sobre y". La cifra superior se conoce como *presión sistólica*, la presión que se produce en las arterias cuando el corazón se contrae, o se encoge. La cifra inferior, conocida como *presión diastólica*, es la presión de la arteria cuando el corazón está en reposo, cuando se relaja. Para los médicos, la presión arterial "óptima" (la mejor presión arterial posible) es 115/75 (es decir, una presión sistólica de 115 y una presión diastólica de 75). La presión arterial normal es de 120/80 y el "límite alto de la presión normal" es 130-39/80-89. La presión arterial alta es la que tiene una medición de 140/90 o más —es decir, una presión sistólica de 140 o más con una presión diastólica de 90 o más.

En el 95 por ciento de todas las personas con presión arterial alta se desconoce la causa de esta afección. Es un trastorno que se conoce como *hipertensión esencial*. La hipertensión esencial puede empeorar con el estrés, con el cigarrillo, con una dieta con alto contenido de sal y con un sobrepeso excesivo. En unos pocos casos, la presión arterial alta es el resultado de enfermedad renal, tumores, envenenamiento por plomo o algunas sustancias químicas y algunas drogas como la cocaína y el crack y por ciertas cosas que comemos, como el orozuz (*licorice*). Es lo que se conoce como *hipertensión secundaria*.

SÍNTOMAS

La hipertensión arterial puede producir dolor de cabeza, mareo, debilidad, pérdida transitoria de la visión, dolor en el pecho, y hemorragia nasal. De no tratarse, puede llevar a una embolia o un derrame cerebral, a un infarto cardiaco, a una enfermedad renal, y puede producir ceguera, úlceras en las piernas y pérdida de las extremidades. También es posible que no cause ningún síntoma en absoluto. Es por eso que la hipertensión arterial suele llamarse la "asesina silenciosa".

> La presión arterial alta se puede tratar.

Sin embargo, un diagnóstico de hipertensión arterial no es, ni mucho menos, una sentencia de muerte. Podría decirse que es todo lo contrario. Una vez que sabe que tiene hipertensión arterial, puede recibir tratamiento y mantener su presión arterial bajo control. Por lo tanto, lo animamos a que considere el diagnóstico como una clara indicación de que tiene que hacer cambios en el estilo de vida que ha venido llevando hasta ahora y buscar atención médica. Si no ha tenido control médico periódico, es el momento de comenzar. No deje su vida en manos del destino, tómela en sus propias manos.

LA CONSULTA MÉDICA

Cuando vaya al consultorio del médico para que le controle la presión arterial, esté preparado para hacer preguntas. Debe saber:

- Cuál es su presión arterial

- En qué nivel debería estar y, en caso de que esté alta, cómo lograr que baje a niveles normales

- Aproximadamente cuánto tiempo requerirá para llegar a ese nivel

- Los nombres de las drogas o medicamentos que estará tomando

- Cualquier recomendación relacionada con dieta o ejercicio

En la mayoría de los casos, su médico le dirá a qué nivel debe llegar su presión arterial y todas esas otras cosas. Pero se asegurará de recibir el mejor tratamiento posible si hace preguntas y anota las respuestas. (Lleve a la consulta médica una libreta con las preguntas sobre presión arterial, dieta, etc., debidamente anotadas, cada una en una página separada, con espacio para anotar las respuestas de su médico). Así, no sólo se asegurará de que el médico le diga todo lo que tiene que saber, sino que su médico se dará cuenta de que es un paciente que desea responsabilizarse de su salud, preguntando y siguiendo las instrucciones que se le dan.

Esa misma libreta en la que anotó las preguntas con sus correspondientes respuestas, puede convertirse en su diario de control de la presión arterial, día tras día, digamos, al levantarse, a la hora de almuerzo, y por la noche, antes de acostarse, así, en otras palabras, registrará su progreso a lo largo de un camino que lo conducirá a la buena salud.

Asegúrese de que su médico o su proveedor de salud le indiquen qué tanto ejercicio y qué tipo de ejercicio requiere, cuánto peso debe perder y qué alimentos debe evitar. El médico deberá indicarle, además, qué problemas, si los hubiera, puede esperar como resultado del medicamento (estos problemas se conocen como efectos secundarios). En la mayoría de los pacientes, los efectos secundarios son leves o imperceptibles.

Si su presión arterial no baja al nivel deseado dentro del plazo de tiempo previsto, consulte con su médico acerca de otros cambios que tendrá que hacer en la dieta, en su programa de ejercicio o en su régimen de medicamentos. *Con interés de su parte, fuerza de voluntad y una buena atención médica, debe poder lograr su meta.*

Le deberá resultar fácil motivarse. Sólo piense, que, de no tratarla, la presión arterial alta es una bomba de tiempo. Además, serán muchos los beneficios que obtenga al mantener su presión arterial bajo control. No sólo tendrá una mejor calidad de vida sino que se sentirá mejor y tendrá más energía. Recuerde, es algo que se merece y algo que su familia y sus seres queridos, que lo quieren y lo necesitan, también merecen.

Haga que los miembros de su familia participen en los cambios que usted realiza. Con frecuencia, la presión arterial alta es un problema de familia, por lo tanto, al enseñarles a los niños a comer bien y a hacer ejercicio les estará mostrando cómo llevar una vida más sana. En algunas ocasiones pueden ser el mayor aliciente para ayudarle a ceñirse fielmente a un programa de ejercicio. Mejor aún, haga que sus hijos practiquen con usted el programa de ejercicios. Permítales ayudarle a preparar las comidas sanas que necesita para controlar su peso. Muéstreles que se interesa por ellos llevando un estilo de vida más sano y ayudándoles a que hagan lo

> Puede alcanzar su meta con fuerza de voluntad y con la ayuda de una buena atención médica.

> Haga que los miembros de su familia participen en los cambios que usted realiza.

mismo. Si Maya pudo cambiar su vida, también usted podrá cambiar la suya.

LA HISTORIA DE MAYA

Maya Pérez es una mujer de 55 años, gerente de una importante oficina de una compañía de seguros. Está casada y tiene dos hijos: Un hijo de 30 años y una hija de 25. A Maya le diagnosticaron hipertensión arterial durante su control de salud anual.

—Pero, Doctor, me siento muy bien —dijo, y no podía creerlo. Pero recordó que su padre había muerto de un infarto, producido por hipertensión arterial. Eso le ayudó a aceptar la noticia.

El médico de Maya, el Dr. Lloyd, le prescribió un medicamento y le dijo que poco a poco tendría que perder diez libras y reducir el consumo de sal. Mavis tomó cumplidamente sus píldoras, pero prácticamente no sabía qué había querido decir el Dr. Lloyd cuando mencionó la palabra "ejercicio".

El ejercicio era algo que nunca había formado parte de su vida, nunca lo había practicado. Durante su niñez, en New Haven, las niñas no practicaban deportes y nadie las animaba a llevar una vida "demasiado activa". Fue así como, aunque le resultó muy fácil reducir el consumo de grasas (al menos un poco), la sugerencia del Dr. Lloyd de que hiciera ejercicio fue algo en lo que simplemente no volvió a pensar. En lo más profundo de su corazón, creía que el nuevo medicamento y la dieta serían el remedio para su presión arterial y que todo estaría bien.

Cuando fue a su cita de seguimiento, a los seis meses, no había perdido ni una libra y su presión arterial, aunque había mejorado un poco, estaba aún muy lejos de alcanzar la meta propuesta.

—No lo entiendo, Doctor. Estoy tomando las píldoras todos los días —dijo.

El Dr. Lloyd movió la cabeza: —Eso está bien, Maya —dijo—. Las píldoras son importantes y te hacen mucho bien. Pero, para que realmente tengan efecto, tú tienes que cumplir con tu parte. ¿Cómo va el ejercicio y cómo va la dieta?

Maya tuvo que admitir que esa parte del plan no iba tan bien.

—¿Sabe, Dr. Lloyd? —dijo—: He venido usando más aceite de canola para cocinar. Usted dijo que era más seguro. Pero debo admitir que me cuesta trabajo dejar todas esas carnes grasosas. Ahora, en cuanto al ejercicio, nunca me ha gustado mucho que digamos.

El Dr. Lloyd le explicó que si no comenzaba a hacer ejercicio y a reducir las grasas y la sal, tendría que prescribirle una dosis de medicamentos más alta para bajar su presión arterial y que probablemente eso le produciría efectos secundarios que tendría que aceptar.

Maya recordó de nuevo la muerte de su padre. La terrible pérdida que había significado para ella y para su madre, para quien había sido muy difícil quedar sola, con una niña tan pequeña. Maya podía oír todavía a su padre diciéndole lo importante que era adoptar estos cambios. Para ella. Para su familia. "Será el comienzo de algo nuevo", se dijo mientras regresaba a su casa.

Maya supo que dos mujeres que le agradaban y vivían en su edificio, salían a caminar todas las mañanas. Comenzó a salir con ellas y, en menos de lo que pensaba, su presión arterial quedó bajo control. Sus nuevas amigas le dijeron que ellas habían podido reducir la grasa en sus dietas y le explicaron cómo habían hecho para reducir también la sal, le dijeron que ahora se sentían mucho mejor. Muy pronto, con su ayuda, Maya pudo lograrlo también. Recibió mucho apoyo. Todos le decían que se veía muy bien, y se sentía mejor de lo que se había sentido en muchos años.

Al principio, su esposo se quejaba de la nueva dieta. Pero ella aprendió a utilizar condimentos distintos a la sal para hacerlos más apetitosos y muy pronto todos comenzaron a disfrutar de los nuevos platos. En muy poco tiempo, su esposo comenzó a salir a caminar con ella antes del desayuno. Al principio, sus hijos se reían de estos cambios. Pero después de un tiempo, comenzaron a seguir el ejemplo de Maya. Aunque eran pequeños, con el ejercicio y la dieta más sana, ellos también perdieron unas libras y comenzaron a sentirse mejor que nunca.

Recuerde que, en realidad, el mejor tratamiento médico comienza por usted. Cuando empiece a hacer cambios, las recompensas no se harán esperar.

Lo que podemos aprender de la historia de Maya

- *Aunque se sienta bien, su presión arterial puede estar alta.*
- *Usted puede tomar control de su vida.*
- *El ejercicio y la dieta pueden reducir su presión arterial.*
- *Su éxito será motivo de orgullo.*

¿QUÉ ES LA PRESIÓN ARTERIAL ALTA (HIPERTENSIÓN)?

La hipertensión arterial es cuando su presión sanguínea está más elevada de lo normal. Como es bien sabido, la presión arterial normal está por debajo de 120/80. Su médico la tomará tres veces para determinar si está a un nivel seguro, dentro del rango deseado. Si tiene alguna otra enfermedad, como diabetes, es posible que su médico quiera que su presión arterial sea aún más baja, tal vez al nivel "óptimo" de 115/75.

El diagnóstico de presión arterial alta se basa en su historia médica y en dos o más mediciones de su nivel de presión. El diagnóstico de la presión arterial alta no se hace nunca en base a una sola lectura.

Si su presión no está dentro del rango seguro, es probable que su médico le diga que hay que volver bajar su presión a ese rango seguro. Su responsabilidad es prescribir el medicamento, o la combinación de medicamentos, que usted requiera y llevar un control estricto de su efecto así como del efecto de la dieta y el ejercicio en su presión arterial. A usted le corresponde cuidarse, prestando atención a lo que come, según el plan que ha definido con su médico; hacer la mayor cantidad de ejercicio que su estado físico le permita, de acuerdo con las recomendaciones del médico, estar pendiente de su nivel de estrés y, con la ayuda de un asesor o de un grupo de apoyo, aprender a manejarlo mejor.

> La presión arterial alta se basa en su historia médica.

La siguiente gráfica, proveniente del Instituto nacional del corazón, pulmones y sangre del Instituto Nacional de la Salud, explica los diferentes niveles de presión arterial:

CATEGORÍAS PARA NIVELES DE PRESIÓN ARTERIAL EN ADULTOS (DE 18 AÑOS EN ADELANTE)

Categoría	Sistólica (mmHg)	Diastólica (mmHg)
Óptima	<115	<75
Normal	<120	<80
Límite alto del normal	130–139	80–89
Presión arterial alta		
Nivel 1	140–159	90–99
Nivel 2	160–179	100–109
Nivel 3	<180	<110

(Estas categorías corresponden al Programa Nacional de Educación en Hipertensión de las Comisiones Conjuntas para la Detección, Evaluación, Prevención y Tratamiento de la Hipertensión Arterial).

CÓMO MEDIR SU PROPIA PRESIÓN ARTERIAL

Es posible que el médico le pida que controle su presión arterial entre una y otra cita. Para empezar, tal vez tenga que comprar un estetoscopio, el aparato que el médico usa para oír el corazón, y un esfigmomanómetro, el manguito y la pera neumática de caucho que se utilizan para medir la presión arterial.

Hay varios equipos para medir la presión arterial disponibles en las farmacias que venden equipos médicos. Su costo es de aproximadamente $35. Pregunte a la enfermera si hay alguno que sea el mejor para usted. Si no le resulta fácil medir su presión arterial, personalmente, puede pedir a un miembro de su familia o a un amigo que le ayude.

Otra opción es comprar un dispositivo eléctrico que toma la presión en forma automática. Estos dispositivos son más costosos pero son sencillos y exactos.

Para tomar su presión arterial:

1. Siéntese y descanse durante cinco minutos.

2. Envuelva el manguito alrededor de la parte superior de su brazo, dejando aproximadamente dos centímetros y medio de distancia entre el borde inferior del manguito y el pliegue del codo. Asegúrese de que no quede nada atrapado bajo el manguito.

3. Sostenga la pera de caucho de manera que el tornillo quede entre su pulgar y su dedo índice. Infle el manguito presionando la pera de caucho hasta que deje de sentir su pulso en la muñeca. Anote el número que marque el calibrador.

4. Gire el tornillo hacia la izquierda para liberar la presión, hasta que el calibrador marque cero.

5. Sume 30 a la primera cifra que anotó e infle de nuevo el manguito hasta que el calibrador marque ese número.

6. Coloque el estetoscopio directamente sobre la arteria principal de su brazo, a la altura del pliegue del codo.

7. Deje salir lentamente el aire del manguito y, usando el estetoscopio, detecte el primer ruido de pequeños golpes. Cuando lo escuche, anote el número que

CÓMO MEDIR SU PRESIÓN ARTERIAL

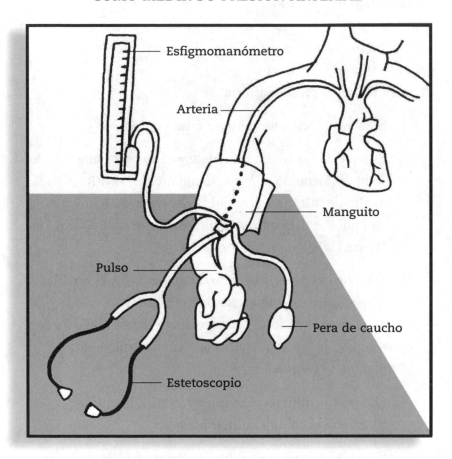

aparece en el calibrador. Ésta será su presión *sistólica*, la cifra superior de la medición.

8. Siga escuchando, hasta que cesen los golpes. Anote ese número. Ésta será su presión *diastólica*, la cifra inferior de la medición.

Recuerde tomar su presión arterial tres veces. Si la toma tres veces y está más alta de la registrada por su médico, o si no baja con el tiempo, pida una cita y consulte con su médico cuál puede ser la razón por la que no esté mejorando.

EN POCAS PALABRAS

- La presión arterial alta es una medición de 140/90 o más.
- La presión arterial puede controlarse con medicamentos y cambios en el estilo de vida.
- Por lo general, la presión arterial no produce síntomas, por lo que es muy importante consultar al médico para determinar si está alta o normal.
- Antes de salir del consultorio, debe saber:
  - cuál es su presión arterial
  - si es alta, hasta dónde debe bajar
  - más o menos cuánto tiempo le tomará alcanzar esa meta
  - los nombres de los medicamentos que estará tomando
  - el tipo de dieta y de ejercicio que deberá iniciar.
- Una vez que le hayan diagnosticado hipertensión, tendrá que controlar su presión arterial usted mismo.
- Informe a su médico cualquier cambio importante en las mediciones de su presión arterial.

Capítulo dos

Los riesgos de la hipertensión

Juan Jiménez le dio gracias a Dios de haber dejado, al fin, su terquedad y haber aceptado ir al médico para un examen físico completo. Tenía un seguro de salud de su antiguo trabajo en la acería. Tenía 67 años y estaba jubilado, con una pensión bastante aceptable. Juan se sentía muy bien por lo que no veía la necesidad de ir al médico. Fue Betty, su esposa desde hacía 47 años, quien finalmente lo convenció.

—Mira, Juan. Sólo quiero que ese doctor te ponga su sello de calidad. Deja que *él* decida qué tan sano estás.

Ya en el consultorio del Dr. Stilson, Juan le dijo que le daban muchos dolores de cabeza, que no recordaba haber estado libre de ellos en ningún momento, y que los atribuía a que tomaba demasiado café.

—Bien, tal vez sea eso, Juan, pero quisiera asegurarme y examinarlo más a fondo.

Cuando el Dr. Stilson le preguntó sobre su historia familiar, descubrió muchísimas cosas.

—Me crié en California —dijo John—, en una casucha de lata y madera. Toda mi familia trabajó cosechando frutas en una plantación, hasta cuando mi padre murió de un infarto a los 49 años.

El doctor comenzó el examen anotando la estatura y el peso de Juan, 1 metro 85 centímetros y 250 libras—más que un poco de sobrepeso. El Dr. Stilson tomó el manguito del esfigmomanómetro y lo envolvió alrededor de la parte superior del brazo de Juan. Apretó la pera de caucho y dejó que el mercurio bajara. Obtuvo una medición de la presión arterial, pero, para cerciorarse, la volvió a medir varios minutos después. La presión arterial de Juan era 180/110, una cifra peligrosamente alta.

—Señor Jiménez —le dijo con voz sonora—: ¡Usted es una bomba atómica que podría estallar en cualquier momento!

Juan se encogió de hombros. No le hizo ninguna impresión la medición; en términos generales, se sentía muy bien, y así se lo dijo al médico. El Dr. Stilson prestó poca atención a lo que Juan le decía. Había visto esa reacción muchas veces, en los hombres mayores. Se sentían bien y no querían creer que pudieran estar a unas pocas semanas o inclusive a unos pocos días de sufrir una embolia o un derrame cerebral, o un infarto cardiaco.

—Verá, Juan, usted es un hombre con suerte. Su cuerpo le está enviando una señal de presión arterial alta para indicarle que su estado de salud no es bueno. Eso es lo que indican estas cifras que vemos aquí. El Señor le está dando una oportunidad de prestar atención y actuar.

Juan no dijo nada pero, no cabía duda de que ahora estaba prestando atención. Estos eran los mejores años de vida para él y para Betty. No tenía la menor intención de perderlos y permaneció sentado y en silencio, aunque algo nervioso, durante el resto del examen.

Continuando con el examen, el Dr. Stilson hizo presión con el pulgar en la parte inferior de las piernas de Juan. El lugar donde presionó el pulgar quedó hundido, por lo que pudo darse cuenta de que Juan tenía las piernas levemente hinchadas. El Dr. Stilson sabía que esto se debía a acumulación de líquido a nivel de los tobillos de Juan.

El doctor tomó una linterna de bolsillo y alumbró con una luz muy intensa el centro de los ojos de Juan para observar su interior y examinar los vasos sanguíneos. Vio cambios que demostraban el daño ocasionado por la hipertensión arterial. Después, el Dr. Stilson puso el extremo de su estetoscopio sobre las arterias a lado y lado del cuello de Juan y pudo oír el flujo de sangre que corría por ellas: No era una buena señal. En las arterias normales, no escucharía el ruido de la sangre al fluir, por lo que sospechó que también éstas estaban dañadas.

El médico pasó entonces el estetoscopio sobre el lado izquierdo del tórax de Juan para oír su corazón. Escuchó un ruido que se conoce como un soplo cardiaco, lo que significaba que Juan podía tener dañadas las válvulas del corazón que no se abrían ni cerraban normalmente.

El Dr. Stilson terminó su examen y le indicó a Juan que se vistiera. Después hablaron en el consultorio. El médico le dijo que, probablemente, hacía ya varios años que era hipertenso y que, como resultado, parecía que sus vasos sanguíneos y posiblemente su corazón también, estuvieran dañados. Su riesgo de sufrir una embolia o un derrame cerebral o un infarto cardiaco, o ambos, era muy alto. Juan tendría que controlar y normalizar su presión arterial. ¡De inmediato!

El Dr. Stilson le preguntó a Juan sobre su dieta. A Juan todavía le gustaba la comida casera: sémola de maíz con tocineta para el

desayuno, pollo frito y panecillos, y una hamburguesa o un sánd-
wich de carne de cerdo al mediodía, y cerdo, o jamón ahumado
con vegetales, para la cena. Betty preparaba panecillos calientes
como los que solía hacer su mamá, y los servía con mantequilla y
miel de caña. Todos los sábados preparaba pan de maíz y agua
caliente, hervido en manteca caliente. Los domingos durante el
verano, Betty preparaba el postre favorito de Juan, tarta de
duraznos frescos con una corteza preparada con manteca y los
duraznos flotando en un espeso almíbar lleno de mantequilla. Juan
describía con verdadero placer la cocina de su esposa.

El Dr. Stilson se identificaba con él. En una época, él también había consumido platos similares y sabía lo buenos que
eran. Pero, ahora le dijo a Juan:

—Va a tener que hacer lo mismo que hice yo. Va a tener que
dejar de comer sal, grasas, frituras y limitar la cantidad de mantequilla. Además, debe perder peso y dejar de fumar —le indicó.
Quería que Juan fuera al hospital, donde le harían pruebas para
comprobar el estado de sus riñones y de su corazón.

—Jamás imaginé que la vida de alguien pudiera cambiar tanto
en una hora —le dijo Juan a su médico al despedirse. Entonces,
Juan no lo sabía, pero el Dr. Stilson le había salvado la vida.

Lo que podemos aprender de la historia de Juan

- *Su médico debe hacerle un examen minucioso y completo.*
- *El examen puede indicarle al médico muchas cosas acerca de su estado de salud.*
- *Su familia, como la de Juan, depende de usted y lo necesita. Entonces, controle su presión arterial por su bien y por el de los suyos.*

LA HIPERTENSIÓN ESENCIAL

La mayoría de los casos de hipertensión arterial se conocen como "hipertensión esencial", y significa que no tienen una causa exacta. Aunque sí sabemos que algunos factores desempeñan un papel importante en el aumento de la presión arterial. La dieta con excesivo consumo de sal, el consumo excesivo de alcohol, la falta del ejercicio adecuado, son factores que pueden elevar la presión arterial.

Entonces, su misión es clara: Haga lo que esté a su alance para eliminar los factores de riesgo de enfermedad vascular. Puede:

- Adoptar una dieta sana y perder peso.

- Reducir el consumo de alcohol, o , si tiene problemas de alcoholismo, dejar de beber.

- Hacer ejercicio con regularidad.

- Dejar el cigarrillo.

> Elimine los factores de riesgo y disminuya la probabilidad de sufrir de hipertensión.

En cuanto a la sal, redúzcala por un tiempo para ver qué ocurre con su presión arterial. Si baja, sabrá que es sensible a la sal y que debe evitarla lo más posible. La eliminación de los factores de riesgo reduce sus probabilidades de tener hipertensión.

Juan habría podido ser el ejemplo perfecto de los factores de riesgo para hipertensión:

- Consumía demasiada sal y demasiadas grasas.

- Era obeso.

- Había llevado una vida de mucho estrés.

- Tenía una historia familiar de hipertensión (también su padre había tenido presión arterial alta).

- Era fumador.

Más adelante en este libro, analizaremos en a fondo estos *factores de estrés* y cómo se pueden manejar. Presentaremos además formas específicas de cambiar la dieta y el estilo de vida y aliviar en cierto grado el estrés.

LA HIPERTENSIÓN POR CAUSAS CONOCIDAS

Unos pocos casos de hipertensión tienen causas conocidas. Son el resultado de otra enfermedad como el cáncer o la insuficiencia renal. Este tipo de hipertensión se conoce como "hipertensión secundaria". Nos centraremos aquí en el 95 por ciento de los casos que no tienen causa conocida pero que mejoran cuando se reduce el consumo de sal, se hace más ejercicio y se toman los medicamentos contra la hipertensión prescritos por el médico.

LA HIPERTENSIÓN Y LOS LATINOS

La hipertensión arterial es un problema común en la comunidad latina de los Estados Unidos. Aunque no se conocen las causas exactas, hay varios factores que probablemente contribuyen a que la hipertensión arterial sea un problema para esta comunidad. De hecho, la causa número 1 de muerte para los hispanos son las enfermedades cardiacas y los derrames cerebrales, las cuales tienen por principal causa la presión arterial alta. Por otro lado, la diabetes, otra enfermedad que tiene gran incidencia en la comunidad hispana, contribuye a aumentar la presión arterial.

Otro factor que debe tenerse en cuenta es que muchos hispanos de bajos ingresos, y menor educación, no tienen la oportunidad de recibir atención médica con regularidad. Uno de los mayores beneficios de los exámenes físicos anuales es poder detectar las enfermedades de forma temprana, lo que es especialmente cierto en el caso de la hipertensión. Si se detecta en las etapas iniciales, la hipertensión puede reducirse y evitar así el daño de los distintos órganos.

LO QUE DEBE SABER ACERCA DE LA SAL, EL SODIO Y LA GRASA

Muchos estudios han demostrado una relación entre el alto consumo de sal y la dieta y la hipertensión. Esto se debe a que la sal contiene sodio y el sodio se procesa en los riñones. Los riñones ayudan a controlar la presión arterial al retener más o menos líquido en el organismo. Cuando se acumula líquido, la presión arterial aumenta.

La mejor información que tenemos ahora nos indica que la disminución del consumo de sal reduce la presión arterial únicamente en uno de cada tres casos, en la población en general. Pensamos que es algo que hay que descubrir personalmente para saber a ciencia cierta si se es o no sensible al consumo de sal. Limite su ingesta de sal por un par de semanas y vea si su presión arterial baja. Es muy sencillo. Si lo hace, sabrá que tiene una razón de peso para reducir su consumo de sal. También puede consultar con su médico sobre otras formas de determinar si es sensible a la sal.

Para usted y para su familia, reducir la sal significará comer menos alimentos procesados y menos comidas rápidas. Estas comidas contienen grandes cantidades de sal para darles "buen sabor". Aprenderá a utilizar otros condimentos a cambio de la sal y a consumir alimentos de sabor diferente que traigan nuevas formas de satisfacción a su familia de modo que no echará de menos la sal.

El límite de sodio recomendado para el norteamericano promedio es 3.000 miligramos (mgs) por día, aunque algunos expertos consideran que este límite sigue siendo demasiado alto, aún para el norteamericano promedio, en buen estado de salud. Estos expertos, médicos y dietistas, sostienen que quienes consumen esta cantidad de sal al día están en riesgo de hipertensión y de otras enfermedades como afecciones cardiacas. De hecho, la Academia Nacional de Ciencias ha sugerido un límite de 500 mgs de sodio por día como la cantidad segura para la mayoría de las personas.

> Si se detecta la hipertensión en forma temprana se puede reducir y evitar así el daño a los distintos órganos.

La realidad es que en Estados Unidos, comemos demasiada sal. Se considera que muchos norteamericanos consumen entre 2.300 mgs y 6.900 mgs de sodio al día. Hay que tener en cuenta que una cucharadita de sal contiene 2.132 mgs de sodio. Una porción de papas fritas en un restaurante de comidas rápidas tiene 1.110 mgs de sal, o aproximadamente una tercera parte de los 3.000 mgs de sal recomendados para el consumo diario.

Por lo tanto, aunque el límite oficial recomendado es de 3.000 mgs por persona, su médico o su dietista pueden considerarlo demasiado alto. Si es hipertenso, su médico le pedirá, sin duda, que empiece a reducir el consumo de sal.

Recuerde que el sodio está naturalmente presente, en cantidades mínimas, en muchas frutas y vegetales mientras que el contenido de sodio en los alimentos procesados es alto. El sodio se encuentra en todo: en las comidas rápidas, en las comidas congeladas, en los pasabocas, en los enlatados, en los postres que se compran en las pastelerías, en las galletas y en los bizcochos. Su salsa de tomate favorita, su sopa favorita, inclusive una lata de frijol blanco simple puede tener cantidades enormes de sal. Afortunadamente, puede encontrar muchos de estos alimentos en versiones "bajas en sodio". Es así como ahora muchos reducen el contenido de sal en sus productos, las empresas procesadoras de alimentos se han visto obligadas a producir alimentos bajos en sodio. Recuerde que las etiquetas de los empaques y de las latas indican la cantidad de sal (sodio) que contienen los productos. *Lea las etiquetas.*

Una sola comida rápida compuesta por una hamburguesa y papas fritas le proporcionará más sal de la que debe consumir: eso, sin incluir la grasa que contienen muchas de estas comidas, como lo veremos más adelante. Sí, después de almorzar en un restaurante de comidas rápidas, consume una cena compuesta por vegetales congelados o enlatados y, tal vez, una torta refrigerada comprada en un supermercado, usted y su familia habrán consumido una cantidad de sal muy por encima del límite recomendado. Por lo tanto, si usted es como la mayoría de los norteamericanos y le pone sal a los alimentos, su consumo diario de sodio será aún mayor.

Por lo general, la comida tradicional latina y la comida casera se preparan con grandes cantidades de grasas saturadas y sal.

Estos ingredientes son, en parte, lo que hace ¡que los vegetales tengan tan buen sabor! Sin embargo, son ingredientes nocivos.

Recuerde que la etiqueta le indica la cantidad de sal que contiene el producto.

¿Cuál es entonces la respuesta? Una respuesta es hacer algunos cambios en sus recetas favoritas reemplazando la mantequilla y la manteca por aceite vegetal y simplemente no usar sal. Ignore las instrucciones de ponerle sal a lo que prepare. El sabor será diferente, pero los magníficos sabores naturales de los vegetales y la carne saldrán a relucir. ¡Son deliciosos!

La verdadera forma de reducir el consumo de sal es convertirse en detective de la sal. Tendrá que evitar la mayoría de los alimentos procesados y leer las etiquetas de los alimentos que consuma. También debe dejar de agregar sal a la comida, cuando ya esté en la mesa. Tal vez todo esto le parezca muy difícil, pero se puede lograr: Le sorprendería saber cuántos ya lo hacen.

Según Samuel J. Mann, M.D. (*Healing Hypertension, A Revolutionary New Approach.* (Curar la hipertensión: Un nuevo enfoque *revolucionario* NY: Wiley, 1999. p. 191), el potasio también puede contribuir a reducir la presión arterial. Si come suficientes frutas y vegetales frescos, como parte de su dieta diaria, es probable que esté recibiendo todo el potasio que requiere.

Además, recuerde que las frutas y los vegetales frescos son parte clave de la dieta. El calcio se encuentra en los vegetales de hoja verde, en los lácteos y en algunos pescados, como las sardinas. Si no consume suficiente potasio o calcio en la dieta, consulte a su médico acerca de los suplementos de estos minerales.

Claro está que el mejor plan es contar con la participación de su familia en su programa dietético. ¿Por qué no iniciar a sus hijos en el camino de unos hábitos alimenticios sanos mostrándoles, con su ejemplo, cómo comer bien? Al explicarles que adoptar una dieta más sana ayudará a que todos se mantengan en buena salud, lo apoyarán en su esfuerzo y, al mismo tiempo, aprenderán. (Véase el Capítulo 6 para más información sobre este tema).

EL EJERCICIO Y EL PESO CORPORAL

Los estudios demuestran que muchos hipertensos tienen también sobrepeso. Aún un sobrepeso mínimo puede ser causa de hipertensión. Lo contrario también es cierto, se puede perder peso, se reduce la presión arterial y se ganan años de vida. Consumir menos calorías es una forma de adelgazar. Otra es quemar más calorías haciendo ejercicio. La combinación de consumir menos calorías y hacer más ejercicio es la mejor.

Además de ayudar a perder peso, el ejercicio por sí mismo puede reducir la presión arterial y ser una vía de escape sana para el estrés. El ejercicio ayuda a prevenir las enfermedades cardiacas y da más energía. Si hace ejercicio con regularidad, podrá reducir la dosis del medicamento que tome para controlar su presión arterial.

En los Estados Unidos, un alto porcentaje de la población hispana presenta sobrepeso. Es un problema nacional de salud y aumenta la tasa de mortalidad por ser la causa de muchas otras enfermedades.¡No forme parte de las estadísticas! Haga ejercicio lo más que pueda: Su vida puede depender de ello. (Véase el Capítulo 6 para más información sobre el ejercicio).

Practicar ejercicio con regularidad es importante para quienes son sensibles a la sal; y a quienes no lo son, les ayuda a reducir su presión arterial. Si usted es sensible a la sal, le conviene hacer ejercicio moderado, como caminar, según lo que le recomiende su médico. También le convendrá reducir el consumo de alcohol y, si es alcohólico, abstenerse del alcohol por completo. Valdrá la pena porque podrá vivir una vida más larga.

EL CIGARRILLO

Sin duda su médico le dirá que si fuma deberá dejar de fumar. Fumar no produce ningún efecto benéfico, sólo efectos nocivos. Simplemente es malo para el organismo y la forma más rápida de quitarse años de vida. Aunque fumar no es causa directa de la hipertensión, sí es un factor de riesgo para:

- Enfermedades cardiacas

- Embolias y derrames cerebrales

- Taponamiento de las arterias (enfermedad vascular periférica)

- Cáncer de la boca, de la lengua, del estómago y de los pulmones

La nicotina hace que se estrechen los vasos sanguíneos —se hacen más angostos— se constriñen. La constricción de los capilares (los vasitos más pequeños) puede aumentar la carga de trabajo del corazón y someter los vasos sanguíneos a un mayor esfuerzo. Además, algunas de las sustancias químicas que se encuentran en el humo del cigarrillo pueden afectar la coagulación de la sangre, incrementando los riesgos de infarto cardiaco. Mascar tabaco, por ejemplo, produce un efecto directo en la presión arterial. Una sustancia que se encuentra en el tabaco hace que los riñones retengan sodio, lo que aumenta la presión arterial.

Debido a que la hipertensión y los infartos cardiacos van codo a codo, estamos hablando de un riesgo importante para su vida si no deja de fumar. Ese riesgo está presente desde antes que aparezca el riesgo de cáncer pulmonar. Aunque no lo crea, fumar es antes que nada un riesgo de enfermedad cardiaca. Es posible que su médico le prescriba medicamentos para ayudarle a dejar de fumar o dejar de mascar tabaco. En casi todas las comunidades de los Estados Unidos hay grupos de apoyo para quienes desean dejar el cigarrillo, los puede ubicar a través de la asociación pulmonar local. Cuando deje el cigarrillo, encontrará mucho apoyo. Muchos restaurantes tienen áreas de "no fumadores" y algunas comunidades tienen leyes que prohíben fumar en los restaurantes.

EL ALCOHOL

Un poco de alcohol no hace daño, pero el alcohol en exceso es malo para la presión arterial y para el organismo en general, también para la mente y el espíritu. ¿Cuánto alcohol es demasiado? Consulte a su médico, pero, por lo general, no debe ingerir más de una o dos porciones de bebidas alcohólicas por día.

Hay estudios que demuestran que una copa de vino ayuda a prevenir la enfermedad cardiaca, pero hay que tener cuidado a este respecto. Definitivamente no debe consumir alcohol si tiene antecedentes de alcoholismo o enfermedad del hígado. Aún sin estos antecedentes, es mejor consultar a su médico acerca de qué tanto alcohol es seguro para usted.

¿CUÁNTO MAYOR ES EL RIESGO DE QUE UN FUMADOR MUERA A CONSECUENCIA DE UNA ENFERMEDAD GRAVE?

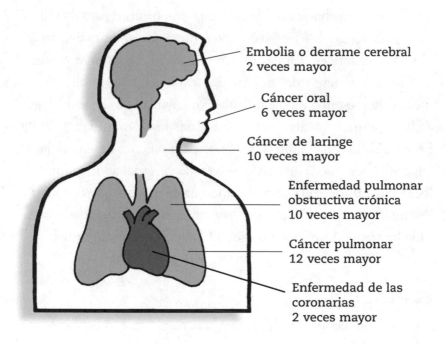

Reproducido con autorización de *The Black Man's Guide to Good Health*, James W. Reed, M.D., F.A.C.P., Neil B. Shulman, M.D., y Charlene Shucker

HISTORIA FAMILIAR

Si su madre, su padre, sus abuelos, sus tíos o tías tuvieron hipertensión arterial es probable que se trate de una enfermedad familiar. También sus hermanos y hermanas deben controlar su presión arterial, al igual que usted.

¿Será posible que sus hijos también sean hipertensos? Nadie lo sabe a ciencia cierta, pero, puesto que usted tiene presión arterial alta, ellos están en riesgo de tenerla también. La mejor forma de asegurarse de que tengan una vida sana es que aprendan de usted a comer bien, a hacer ejercicio y a tener seguimientos médicos periódicos para determinar el nivel de su presión arterial. Hay que preparar comidas a horas fijas, con alimentos sanos, como algo esencial para su familia. Si todos en su familia adoptan una dieta sana, baja en grasas, baja en colesterol, baja en sodio, y hacen ejercicio, les estará dando a los suyos el más fabuloso regalo: Una vida más larga y saludable.

LA DIABETES Y LA HIPERTENSIÓN

La diabetes es una enfermedad muy común en la comunidad latina en los Estados Unidos y, por lo general, se presenta acompañada de hipertensión arterial. Estas dos enfermedades afectan el sistema cardiovascular, por lo que, cuando se presentan juntas, pueden ser muy peligrosas. La comunidad hispana representa un alto porcentaje de la incidencia total de estas dos enfermedades, por lo que es importante como problema de salud dentro de este grupo poblacional.

Hay dos tipos de diabetes, la diabetes tipo 1 y la tipo 2. La diabetes tipo 1 tiende a presentarse desde la niñez hasta la edad adulta. Sin embargo, se puede presentar a cualquier edad. Quienes tienen este tipo de diabetes generalmente no tienen sobrepeso, aunque hay excepciones. Se desconoce la causa de la diabetes tipo 1. Realmente no existe una cura. Por lo general, alguien que tenga diabetes tipo 1 debe utilizar insulina todos los días para poder procesar la glucosa, el azúcar simple que utiliza la sangre para obtener energía y sostener la vida.

La diabetes tipo 2 suele desarrollarse en personas obesas. A veces puede controlarse del todo con un plan de dieta y ejercicio. De hecho, los síntomas de la diabetes tipo 2 pueden desaparecer, en algunas personas, una vez que logran adelgazar y tener un peso normal. Anteriormente, la diabetes tipo 2 se presentaba principalmente en personas mayores, obesas, que llevaban una vida sedentaria. Desafortunadamente, ahora hasta los adolescentes y preadolescentes, con malos hábitos alimenticios y un estilo de vida poco saludable está desarrollando diabetes tipo 2. Esta diabetes es 1,5 veces más frecuente en los hispanos que en los americanos de raza blanca.

La diabetes y la hipertensión son dos afecciones que representan enormes riesgos y estos se incrementan aún más cuando las dos están presentes. El riesgo de una presión arterial alta no controlada es la enfermedad cardiovascular a la que todos tememos:

- Insuficiencia cardiaca

- Infartos

- Embolia o derrame cerebral

- Insuficiencia renal

Muchos estudios demuestran que el control de la hipertensión arterial reduce en un 35 a 65 por ciento el riesgo de presentar estas complicaciones.

Los riesgos de la diabetes no controlada son similares:

- Infarto

- Embolia o derrame cerebral

- Insuficiencia renal

- Pérdida de las extremidades inferiores, los pies o los dedos de los pies

- Ceguera

Si se controla la diabetes, estos riesgos también se pueden reducir entre el 35 y 75 por ciento.

Como guardianes de nuestra propia salud ¿qué debemos hacer? Cualquiera que no se haya hecho un examen para determinar si tiene o no diabetes, debe someterse a un examen médico. Si la diabetes es común en su familia, asegúrese de informárselo a su médico. Si tiene sobrepeso, aún si es un adolescente, debe hacerse un control anual para detectar la diabetes. Si no tiene sobrepeso, debe hacerse un control anual después de los 30 años.

Si la diabetes se detecta en las etapas iniciales, se pueden prevenir sus efectos más graves. La detección de la diabetes requiere por lo general un simple examen de sangre.

Si se le ha diagnosticado diabetes, es mucho lo que puede hacer. Una dieta inadecuada y la falta de ejercicio son dos factores que contribuyen al desarrollo de la diabetes y también de la hipertensión. Una dieta poco saludable y la falta de ejercicio también hacen que sea más difícil controlar tanto la diabetes como la hipertensión arterial. Por lo tanto, consulte a su médico acerca de una dieta que pueda ayudarle a mantenerse en buena salud. Si tiene sobrepeso, probablemente le indicará que debe adelgazar con dieta y ejercicio.

El ejercicio es fácil. Caminar a paso rápido durante 30 o 40 minutos al día es una excelente forma de controlar tanto la diabetes como la hipertensión. Si está en mal estado físico, comience despacio, con una marcha que no le exija esfuerzo, que no lo deje sin aliento. Si practica esa marcha lenta y fácil durante un tiempo, se irá fortaleciendo y podrá caminar por más tiempo cada vez. Pronto se dará cuenta de que puede caminar varias millas y disfrutarlo. Sólo recuerde que tiene que consultar a su médico o a su proveedor de salud, antes de comenzar cualquier programa de ejercicio.

Si consume alcohol, hable con su médico. Es posible que le pida que reduzca ese consumo o que deje de beber.

Muchos estamos muriendo sin necesidad porque no tomamos el control de nuestra propia salud. Sólo usted puede controlar estas enfermedades y ayudar a reducir la tasa de mortalidad de los hispanos. Sólo usted puede cambiar su estilo de vida.

EN POCAS PALABRAS

- Si consume alimentos grasos y sal en exceso, si bebe alcohol en exceso, fuma, no hace ejercicio y tiene sobrepeso, si es diabético y no tiene su diabetes controlada, o si está bajo mucho estrés, su riesgo de hipertensión será muy alto.

- Demasiados latinos no obtienen la atención médica que requieren y que está a su disposición.

- Los controles anuales tanto para usted como para su familia, pueden salvar vidas.

Capítulo tres

El estrés

Considere los siguientes hechos relacionados con el estrés:

- Quienes sufren de estrés crónico tienen un riesgo cuatro a cinco veces mayor de morir de infarto o de embolia o derrame cerebral.

- Muchas consultas médicas de adultos se deben a enfermedades relacionadas con el estrés.

- En los Estados Unidos, el estrés en el trabajo tiene un costo anual de aproximadamente $200.000 millones por días de incapacidad, trabajo que no se hace como es debido, y el costo de los gastos cubiertos por los seguros.

- En una encuesta realizada en 1995, 7 de cada 10 personas encuestadas dijeron tener estrés en un día laboral promedio y el 43 por ciento dijo que sufría de síntomas físicos y emocionales de agotamiento.

En el Capítulo 7 le indicaremos los aspectos básicos para aliviar el estrés. Pero primero veamos qué es el estrés.

LA HISTORIA DE LUISA

Cuando, hace un año, Luisa Puertas supo que era hipertensa, se convirtió en una muy buena paciente. Se preocupó de cuidar su dieta, de hacer ejercicio y de tomar los medicamentos prescritos por su médico. Su presión arterial bajó gracias a ese esfuerzo. Quedó muy contenta. Había recuperado su salud ¿no es verdad? Y lo había hecho haciéndose cargo de su vida y realizando cambios. Esto la hizo sentir muy orgullosa.

En ese momento, estaban pasando muchas cosas en la vida de Luisa. Después de su última evaluación en la oficina, le habían dicho que muy pronto tendría la oportunidad de ocupar un cargo mejor. Estaba casi segura de que le ofrecerían el cargo de supervisora de sistemas. Estaba capacitada para desempeñarlo, pero significaría nuevas obligaciones y la necesidad de demostrar su capacidad como nunca antes había tenido que hacerlo. Sin embargo, simultáneamente con esa mayor presión, el nuevo cargo le representaría un horario más cómodo y un sueldo más alto, y tendría más tiempo para dedicarle a su hijita Tina, a la que estaba educando sola, y tendría más dinero para cubrir las necesidades de ambas.

Luisa esperó. El cargo había estado vacante ya por tres meses y todavía no le habían dicho nada. Entre más esperaba, más se daba cuenta de lo mucho que deseaba ese nuevo puesto. Sería la primera supervisora latina en toda la compañía. Entre tanto, se ofreció a ayudar a programar el nuevo sistema de computación de la compañía. Estaba trabajando horas extras todas las semanas y ese trabajo aumentaba su estrés. Sin embargo, estaba satisfecha; así podía demostrar a sus jefes su capacidad.

En eso pensaba mientras conducía su automóvil hacia el centro médico para su cita periódica de control. "Cielos, necesito ese trabajo. ¿Por qué no me lo habrán ofrecido todavía?". En ese momento, lo que menos la preocupaba era su salud.

Sin embargo, cuando el Dr. Farnurn terminó de examinarla, supo, antes de que le hablara, que las noticias no eran buenas. Su presión arterial había vuelto a subir. Ella y su médico revisaron todos los factores de la *lista* para ver qué había cambiado en la rutina de Luisa. No se trataba de la dieta, de la bebida, del medicamento ni del ejercicio, todo eso estaba bien. Con eso había sido *muy* cuidadosa.

Luego, su médico le hizo la pregunta clave: —¿Qué me dice del estrés, Luisa? ¿Ha tenido alguna dificultad en su vida últimamente?

Luisa no tuvo que pensarlo mucho para responder: —¿Que qué? ¿Estrés? ¡Es lo único que tengo!

El Dr. Farnurn ya había sospechado que el aumento de estrés de Luisa con su trabajo había hecho que su presión arterial empeorara.

—Ha sido capaz de controlar todos esos otros factores de riesgo —le dijo—. Y sé que podrá hacer lo mismo con el estrés.

El Dr. Farnurn repasó la lista de lo que Luisa podía hacer para manejar el estrés. Cuando llegó al punto de la "espiritualidad", Luisa reaccionó. Desde que salió de la casa de sus padres, perdió contacto con su vida espiritual y éste era el momento preciso para volver a conectarse con lo que en una época había sido muy importante para ella. Junto con su médico, desarrolló un plan, que su médico llamó un experimento. Luisa dedicaría 5 minutos cada mañana a orar en silencio.

—Con mucha frecuencia he podido comprobar que esto da resultado —dijo el Dr. Farnurn—. Parece que la oración ayuda a ver las cosas con más claridad y a entender que hay ciertos factores que simplemente no podemos controlar. Esas son las cosas que ese poder al que le rezamos puede resolver por nosotros. Cuando deje de pensar que usted misma puede hacer que todo resulte como y cuando lo desea, creo que se dará cuenta de que su presión arterial volverá a estar bajo control —le dijo.

A los tres meses, los resultados eran evidentes. Luisa estaba más tranquila y su presión arterial había bajado.

Lo que podemos aprender de la historia de Luisa

- *Por más que se esfuerce, su presión arterial no bajará de inmediato, y puede volver a subir después de que crea que está bajo control.*

- *Son muchos los factores que afectan la presión arterial.*

- *El estrés es una de las causas claves de la presión arterial alta y la hipertensión.*

- *Junto con su médico, debe desarrollar un plan para manejar el estrés.*

- *La oración y la espiritualidad pueden ayudar a manejar el estrés.*

LOS HISPANOS Y EL ESTRÉS

No es necesario ser el gerente de una de las 500 compañías más exitosas del mundo, ni un controlador de tráfico aéreo, ni un cirujano de corazón para experimentar estrés. Una joven mujer inteligente atrapada en un trabajo sin posibilidad de ascenso, una madre soltera que trabaje y se esfuerce por estudiar al mismo tiempo, un padre que se apresure a llegar del trabajo cada día para recoger a su hija en la guardería...todos lo hemos sentido.

No importa dónde ni cómo viva, hay suficiente estrés para todos. Nadie escapa al estrés. Viene con nuestro deseo de trabajar bien, de ser mejores y de tener una vida mejor. Viene con el matrimonio y con la crianza de los hijos. Se encuentra en nuestras relaciones familiares y en nuestros esfuerzos cotidianos por ser amables con los demás.

Sin embargo, aunque todos experimentamos cierto grado de estrés, los hispanos suelen tener un nivel de estrés mayor. A veces el racismo, y los prejuicios están entretejidos en el contexto del lugar de trabajo, de las escuelas y de los lugares en donde se hacen los negocios. A veces, cuando es difícil tratar con el jefe, tal vez no esté seguro de si sus duras palabras se dirigen a la forma como se desempeña en su trabajo, o si se trata de algo que no haya comprendido por la diferencia de cultura. Todos los retos asociados con la inmigración y adaptación a un país nuevo pueden ser causa de grandes niveles de estrés y por eso es importante que esté atento a los síntomas. El estrés prolongado durante largos periodos de tiempo puede tener efectos graves en su salud.

RAZONES POR LAS QUE EL ESTRÉS AUMENTA LA PRESIÓN ARTERIAL

El estrés está estrechamente relacionado con la hipertensión. Algunos médicos creen que el estrés reprimido empeora la hipertensión arterial. ¿Cómo se produce este efecto? Desde el punto de vista histórico, el estrés nos protege. Permite que nuestro cuerpo esté preparado para el mayor nivel de respuesta a un peligro repentino. Es lo que ocurre cuando una osa, que en otras circunstancias actuaría como un animal tranquilo, se torna repentinamente salvaje debido a un riesgo imaginario o percibido para sus crías. Eso es lo que ocurre cuando un pez en un arroyo se aleja repentinamente a toda velocidad atemorizado por la sombra que usted proyecta sobre el agua. Eso es lo que le ocurre cuando, en una emergencia, ve con mucha claridad lo que hay que hacer y es capaz de realizar hazañas sorprendentes, porque aparentemente su cuerpo le dice: "Yo me encargo de esto. No tenemos tiempo ni de pensarlo".

Tan pronto como su cerebro presiente que hay un riesgo o que puede surgir una pelea, envía una señal para que su organismo libere dos sustancias químicas, epinefrina y cortisol. Éstas preparan su cuerpo y su mente para pelear, huir y pensar con rapidez. La epinefrina y el cortisol son liberadas por dos pequeñas glándulas, ubicadas, cada una, sobre un riñón, las glándulas suprarrenales. La epinefrina es un poderoso estimulante que hace que su sistema nervioso central se active de inmediato, lo que obliga a su corazón a latir más rápido y aumenta también su frecuencia respiratoria. Bajo *estrés*, tanto la epinefrina como el cortisol aumentarán la rapidez con la que su organismo responde a las amenazas externas —su metabolismo— aumentando al mismo tiempo la frecuencia cardiaca.

Bajo estrés mejoran, por lo general, tanto la memoria como la capacidad de pensar. Se piensa con más nitidez y claridad, y en forma más precisa. Se acelera su respiración. Se aceleran también los latidos del corazón, y, como resultado, se eleva su presión arterial. Su hígado produce glucosa adicional, lo que le da más energía, el corazón se acelera y su presión arterial *permanece* elevada.

La presión aumenta a medida que los vasos sanguíneos se estrechan. Lo hacen para aumentar el flujo de sangre a los músculos más importantes que se utilizan para correr y pelear. Cuando los vasos sanguíneos se estrechan, la presión del flujo de sangre aumenta.

Esta reacción al estrés equivale a un medicamento muy potente que está destinado a activarse únicamente en caso de emergencias reales. Ante un peligro, una reacción química le permite realizar esfuerzos que jamás habría pensado que sería capaz de hacer.

Normalmente, después de un evento de estrés, su presión arterial baja de nuevo. Sin embargo, algunos organismos reaccionan con más intensidad al estrés que tienen que enfrentar día tras día. Por lo tanto, la presión arterial, en lugar de volver a bajar, permanece alta. Algunas personas, y usted puede ser una de ellas, se ocupan de muchas cosas cada día y

> La constante reacción al estrés hace que su sistema de estrés de emergencia sobreactúe. Cuando permanece en ese estado, puede desarrollar hipertensión crónica.

tienen un gran éxito. La reacción constante al estrés pone su *sistema de estrés* de emergencia a funcionar a un nivel excesivamente alto. Cuando se mantiene allí, cuando el estrés se prolonga por mucho tiempo, se torna crónico, y el resultado puede ser una presión arterial alta.

El organismo no puede seguir funcionando a ese nivel sin que se produzcan algunos síntomas nocivos, ya sean físicos o emocionales y, frecuentemente, todos a la vez. El estrés puede producir hipertensión y otras cosas más. (En el Capítulo 7 aprenderá acerca de algunas formas de reducir el estrés en su vida).

LA FALTA DE FLUJO DE SANGRE AL CORAZÓN PUEDE CAUSARLE DAÑO AL MÚSCULO CARDIACO

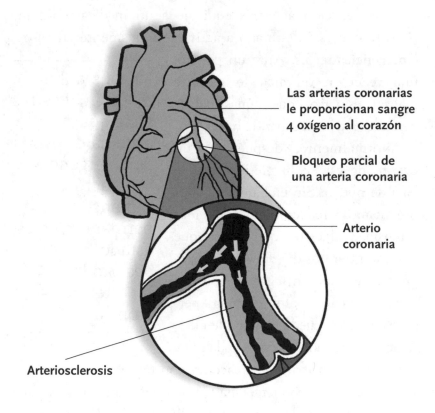

Las arterias coronarias le proporcionan sangre 4 oxígeno al corazón

Bloqueo parcial de una arteria coronaria

Arterio coronaria

Arteriosclerosis

EL ESTRÉS A LARGO PLAZO ES NOCIVO PARA EL CUERPO Y PARA LA MENTE

Las sustancias químicas que libera el organismo en los momentos de estrés pueden hacer que aumente el nivel de grasa y colesterol en el torrente sanguíneo. Si sus arterias ya están dañadas por la presión arterial, ese exceso de grasa y colesterol puede pegarse a las paredes de las arterias y formar una placa. Si esta

LAS ARTERIAS CORONARIAS SE CIERRAN PROGRESIVAMENTE (DE IZQUIERDA A DERECHA) COMO RESULTADO DE LA ENFERMEDAD CORONARIA ARTERIAL

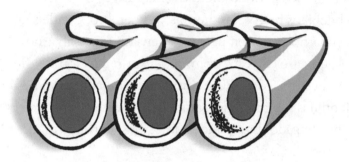

placa se acumula hasta el punto de bloquear la arteria, puede producir enfermedad de las arterias coronarias, un infarto o una embolia o derrame cerebral.

El estrés puede llevar a un círculo vicioso. Para algunos, un mayor nivel de estrés significa fumar más o beber más, o comer más. Todos esos hábitos aumentan el nivel de grasa y colesterol en el torrente sanguíneo. El cigarrillo, el exceso de alcohol o el consumo excesivo de alimentos son sólo algunas de las formas en las que muchos tratan de hacer frente a su estrés, pero no lo logran. La única forma de controlar el estrés es aprender a utilizar métodos de control del estrés que realmente funcionen.

Si no se hace nada al respecto, el estrés puede debilitar el sistema inmunológico, el sistema encargado de defender al organismo contra las enfermedades. Un estudio realizado en la Universidad Canergie Mellon, determinó que quienes tienen altos niveles de estrés tienen una probabilidad dos veces mayor de contraer resfriados. ¿Por qué? Los investigadores piensan que la descarga de cortisol desencadenada por el estrés interfiere con la capacidad de los glóbulos blancos de contrarrestar la enfermedad.

Durante los períodos de estrés, la sangre fluye lejos del estómago hacia los brazos, las piernas y el cerebro, donde se necesita para ayudarnos a correr, pelear, o pensar cómo salvarnos. Parece como si en casos de estrés crónico, esta reducción del flujo sanguíneo al estómago pudiera contribuir a la aparición de úlceras. Las glándulas suprarrenales también se afectan por los efectos del estrés prolongado: Las grandes descargas, constantes, de cortisol pueden ser tóxicas.

Hay nueva evidencia que indica que la diabetes puede ser el resultado de estrés crónico, a medida que el cuerpo va perdiendo la capacidad de producir insulina, la hormona que permite que las células absorban la glucosa, el azúcar simple que el organismo utiliza como combustible.

Quienes están bajo estrés normalmente no lo notan. Los siguientes son algunos de los signos:

SIGNOS DE ESTRÉS

- *Aumento o pérdida excesiva de peso*
- *Diarrea o estreñimiento*
- *Insomnio*
- *Dolores de cabeza*
- *Problemas sexuales*

- *Consumo de drogas, consumo excesivo de alcohol o práctica excesiva de juegos de azar*

- *Fumar*

- *Ansiedad*

- *Ira*

- *Depresión o sensación de inutilidad e insatisfacción*

- *Tendencia a olvidar las cosas*

- *Disminución de la creatividad*

- *Incapacidad de concentrarse*

Quienes están sanos encuentran formas de desactivar el estrés, e inclusive el miedo, convirtiéndolos en un desempeño excelente. Toman esos sentimientos, supuestamente negativos, y los usan como combustible de cohetes para realizar cambios positivos necesarios en sus vidas o sus relaciones. Saben cómo interpretar los signos. Si, por ejemplo, permanece irritado, puede ser signo de que se encuentra en mala situación, tal vez en un trabajo sin futuro o en una relación en la que la otra persona recibe mucho más de lo que da. Su ira le está indicando que algo debe cambiar.

> Tal vez las personas sanas encuentren formas de convertir el estrés, e inclusive el miedo, en un desempeño sobresaliente.

Aunque no esté acostumbrado a analizar sus sentimientos, tal vez pueda empezar a hacerlo ahora. Si siente ira, pregúntese por qué. Haga una lista de todas las posibles razones y analícelas. Cuando tenga una idea de cuál puede ser el problema, coméntelo con un amigo, o con alguno de sus seres queridos en quien confíe, alguien que no sea parte del problema. Su objetivo es desarrollar un plan que le permita cambiar la situación, o si eso no es posible, algo que le permita encontrar un método sano de aliviar el estrés.

El estrés se puede manejar. Es algo a lo que se le puede hacer frente. Sin embargo, algunos se sienten abrumados por el estrés en sus vidas. Es posible que así se sienta usted. Tal vez tenga el mismo nivel de estrés que su vecino Ned, pero Ned ha encontrado formas eficientes de deshacerse del estrés y aprovecharlo para obtener ventajas. Tal vez sea hora de que usted aprenda a hacer lo mismo. Como están las cosas, usted no deja de preocuparse, descarga su ira en sus seres queridos o comienza sus días con miedo, no con alegría. Por si fuera poco, sentirse así todo el tiempo puede afectar su presión arterial.

Los seres humanos no están hechos para pasar la vida en un estado de ansiedad, ira o temor constantes. Fuimos hechos para ser felices, para estar tranquilos, para pensar en los demás, con unos cortos períodos de preocupación e ira. Si descubre que tiene algunos de las señales de advertencia de estrés, comience a tomarse el tiempo de aprender a manejarlo. Se sentirá mejor y más feliz, y habrá dado un gran paso hacia el objetivo de reducir su presión arterial.

EL SER HISPANO Y SENTIRSE SOLO

Con frecuencia, los hispanos que llegan a este país están sometidos al estrés de encontrarse totalmente solos cuando están lejos de su país de origen o de sus familiares, es decir, lejos de nuestros vecindarios, de nuestras iglesias, de nuestras familias o nuestros mejores amigos. Es posible que se sienta aislado o solo en el trabajo, en la escuela, en la universidad, en la calle, en las tiendas, o en la habitación de alquiler donde vive.

Sin duda, la realidad de la vida puede ser dura, pero algunos aprenden a manejar estos sentimientos de forma que no empeoren aún más la situación. Es importante para su salud aprender a aceptar el hecho de pertenecer a un grupo de población minoritario, una persona que casi siempre se siente incómoda cuando está lejos de los suyos y experimenta constante estrés. Es posible, a veces, convertirse en alguien extremadamente aislado por evitar las situaciones donde se sienta en riesgo o alejado de sus seres queridos. Se retraen y no viven la vida, lo que puede llevar a la depresión y a un aislamiento cada vez mayor. Se convierte en un círculo vicioso. Sentirse aislado es una forma de estrés. Cuando hay estrés, la presión arterial aumenta.

Es verdad, enfrentar el racismo y las desagradables situaciones que se encuentran a diario puede ser un gran reto. Pero se puede aceptar si se ve como una forma más del estrés que hay que aprender a manejar. (Para ayuda a este respecto, véase el Capítulo 7).

EL ESTRÉS CRÓNICO Y LA SALUD MENTAL

El estrés crónico o por un período de tiempo prolongado afecta nuestra forma de pensar, o de no pensar. La ira, el cansancio y la preocupación debilitan nuestras funciones mentales. El estrés crónico generalmente produce sentimientos de resentimiento, rabia, cansancio y angustia.

EL ORGULLO ES UNA FORMA RÁPIDA DE AISLARSE

Otra forma de estrés es estar demasiado embebidos en nosotros mismos; algo que se conoce como orgullo. Los estudios de los pacientes con enfermedades cardiacas realizados en la universidad de California y de San Francisco determinaron que eran personas muy propensas a utilizar pronombres como yo, a mí, y mío. Esta actitud, llevada al extremo, puede ser el camino directo al aislamiento social y, tal vez, a la hipertensión. Quienes se creen superiores a los demás —los egoístas— son más propensos a sentirse aislados y a reaccionar con ira y hostilidad.

Por lo tanto, tal vez convenga controlar el ego. Las personas buenas, generosas, alegres, tienden a vivir más tiempo que las personas desagradables, prendadas de ellas mismas.

EL ESTRÉS Y LA TRISTEZA

Hay otro tipo de estrés que se produce por tristeza, sobre todo cuando termina una relación o cuando muere un ser querido, compañero de toda la vida. La sensación de quedar totalmente solo puede ser una causa tan fuerte de estrés, en sí misma, como para hacer que aumente la presión arterial o producir un deterioro general en el estado de salud. Es frecuente que las personas casadas sean más sanas que las que nunca se casaron o están divorciadas, o han enviudado. Los estudios demuestran que después de que muere el esposo o la esposa, no es raro que el cónyuge que sobrevive muera poco después, aunque su estado de salud se considerara bueno. No sólo en los cuentos de hadas mueren las personas de tristeza. También en la vida real, la tristeza y la pérdida —y el aislamiento— pueden producir presión arterial alta, enfermedad cardiaca y una mayor tasa de mortalidad.

Como es evidente, el remedio más efectivo para el aislamiento es involucrarse en la vida familiar y frecuentar amigos y grupos sociales. Aquí, lo que nos indica el sentido común es lo mejor. No fuimos hechos para estar solos.

LA DEPRESIÓN Y LA HIPERTENSIÓN ARTERIAL

La depresión está estrechamente ligada con el estrés y, al igual que éste, puede llevar a la hipertensión. Esto se debe a que una persona deprimida presenta niveles inusualmente elevados de cortisol, la hormona relacionada con el estrés, lo que puede elevar la presión arterial. La depresión puede ser el resultado de vernos constantemente enfrentados al estrés y al aislamiento hasta el punto en el que ya no podemos más. Es entonces cuando aparecen los sentimientos de inutilidad, que hacen que sea aún más difícil enfrentar la vida. La persona deprimida puede volverse adicta a las drogas, al alcohol, a los estimulantes, o inclusive a la comida por la satisfacción de la que carece en otros aspectos. Claro está que esas alternativas no dan resultado y a veces terminan por agregar el problema de la adicción a los demás problemas ya existentes.

En la comunidad hispana, la depresión tiende a pasar inadvertida y no se informan todos los casos, en parte porque suele verse como una señal de debilidad o de pérdida de fe en Dios o en la vida misma. Por estas razones, que a veces se combinan con el horrible impacto de la pobreza y de la ignorancia que suele acompañarla, significa que las comunidades minoritarias pueden

ALGUNOS SÍNTOMAS DE LA DEPRESIÓN

- *Irritabilidad y cansancio crónico a largo plazo*
- *Exceso o ausencia de sueño*
- *Abuso y necesidad de alcohol y drogas*
- *Incapacidad de concentrarse*
- *Sentimientos de inutilidad y culpa*
- *Incapacidad de actuar, aunque haya que hacerlo*

sufrir de un estrés y una depresión que generalmente no recibe la atención que se requiere. Es una lástima, porque con asesoría y, en ocasiones con medicamentos, hay ahora formas de tratar la depresión con éxito.

Si presenta cualquiera de estos síntomas o una combinación de ellos, y parece no poderse desechar de ellos, busque ayuda. Es posible que su congregación religiosa pueda ofrecerle asesoría. Su médico puede remitirlo a un psicólogo. Además, su médico puede hablarle del tipo de medicamentos que son adecuados para usted, enviarlo a un especialista que le prescriba lo que necesita.

Por último, hay cosas que puede hacer por sí mismo. El ejercicio puede ser muy bueno para contrarrestar la depresión. Puede empezar en cualquier nivel. Al inicio, comience con metas moderadas —por ejemplo, caminando veinte minutos cada día— puede empezar a sentir que ha hecho algo muy especial. Se sorprenderá. Esta sensación puede ser la primera influencia positiva en otros aspectos de su vida.

Son muy pocos las personas que aprovechan estas formas eficientes de sentirse más alegres, más productivas, más sanas. Usted puede marcar la diferencia.

UNA ADVERTENCIA ACERCA DEL ESTRÉS Y LA ADICCIÓN

Todos conocemos a alguien, incluso a personas de nuestra familia, cuya reacción al estrés es recurrir al alcohol, a las drogas, a un exceso de juegos de azar, o a comprar en forma compulsiva, a ser promiscuo, o a otros comportamientos adictivos. Conocemos personas prometedoras y productivas que, en forma misteriosa, decaen, se derrumban, y terminan en las drogas, el alcohol o la prostitución, mientras que sus hermanos y hermanas llevan vidas exitosas. En realidad, la causa de esta reacción no es tan misteriosa. Son personas que no saben manejar el estrés de su vida pasada y presente.

> Procure reconocer el estrés en su vida y su razón de ser.

Procure reconocer el estrés en su vida y su razón de ser. Haga algo al respecto. Lea y entérese más acerca del tema, aprenda a orar, haga ejercicio, hable con su familia y sus amigos, o practique la meditación. ¡Dé el primer paso para cambiar su vida y reducir el estrés! El valor y la confianza para dar el siguiente paso vendrán sin demora, pero debe dar ese primer paso. ¡Es algo que debe hacer por usted y su familia!

EN POCAS PALABRAS

• Quienes están bajo constante estrés son más propensos a desarrollar hipertensión y otras enfermedades.

• Ser hispano e inmigrante en los Estados Unidos es un estrés, pero se puede enfrentar.

• Fumar demasiado, y abusar de las drogas o el alcohol, el insomnio, la ira, la depresión y la tendencia a olvidar las cosas pueden ser signos de estrés prolongado o crónico.

• La oración, la meditación y otras prácticas espirituales pueden reducir el estrés.

• Hacer ejercicio regularmente puede reducir el estrés.

• Permanecer en contacto con otros, o incluso con mascotas, será también una ayuda para manejar el estrés — inclusive el estrés producido por el final de una relación con la muerte de un ser querido.

Capítulo cuatro

Complicaciones

Francisco Támara disfrutaba su vida. Estaba casado con la mujer de sus sueños, Claudia, y era el mejor vendedor de Tampa. Tenía una casa en la bahía con una terraza y los martes por la noche, en su noche libre, su madre, sus hermanas y su tío venían a comer costillas. No siempre había sido así. Había tenido que trabajar muy duro para salir de lo que parecía un hueco sin fondo de cuentas por pagar y alcoholismo. "¡Cielos, qué afortunado soy!" solía pensar. Pero ahora, estaba convencido de que sus problemas y sus luchas habían quedado atrás para siempre.

Por lo tanto, cuando su médico le dijo que tenía la presión arterial alta, posiblemente como consecuencia del alcoholismo, y le prescribió una nueva dieta y un plan de ejercicio, ni siquiera lo pensó dos veces. "¿No más costillitas los martes? ¿Y encontrar un momento en el día para hacer ejercicio? Ni pensarlo, ¡no renunciaré por nada del mundo a las costillitas de los martes tampoco perderé mi tiempo en el gimnasio!" pensó, al salir del consultorio. Mantuvo el diagnóstico en secreto.

Francisco había tenido algunos mareos, pero siempre se decía que era por consumir demasiado café mal preparado. Tenía un cosquilleo en su pierna derecha, pero lo atribuía a un nervio pinchado.

Continuó así durante casi un año, hasta que, un día, justo antes de salir al trabajo, Francisco se cayó. Se levantó pero en ese momento sintió un dolor de cabeza insoportable. Cuando Claudia entró a la habitación a ver qué había ocurrido, no le pudo hablar, permaneció allí parado, sosteniéndose la cabeza. Era lo último que recordaba. Cuando recobró el conocimiento, estaba en una cama de hospital. Acababa de sufrir un accidente cerebrovascular.

El lado derecho de su cara estaba dormido y no podía mover la boca. El doctor le dijo a Claudia, que, con terapia, Francisco podría recuperar algo de movimiento en el lado derecho de su cara, pero el resultado de la terapia era incierto.

Después le preguntó a Francisco, de la forma más prudente que pudo, si antes de este problema, se había enterado de que tenía presión arterial alta. Francisco suspiró hondo y le dijo:

—Sí, doctor, lo sabía pero no le di importancia.

Si Francisco le hubiera hecho caso al médico que lo diagnosticó como hipertenso por primera vez, tal vez nunca habría tenido este accidente cerebrovascular. La presión arterial no controlada puede llevar a accidentes cerebrovasculares, a insuficiencia renal y a la ceguera. Por lo tanto, si ese es su diagnóstico, e hay que tomarlo en serio. Con sólo cuidar su dieta, hacer ejercicio y seguir el

> La presión arterial no controlada puede ser causa de accidentes cerebrovasculares, insuficiencia renal y ceguera. Por lo tanto, si ese es su diagnóstico, hay que tomarlo en serio.

tratamiento prescrito por el médico, puede protegerse de un grave riesgo para su salud, de una hipertensión no controlada.

Lo que podemos aprender de la historia de Francisco

- *No tenga miedo, ni se sienta avergonzado de tener hipertensión.*

- *Haga algo al respecto. No permita que empeore.*

- *Sepa interpretar las señales que le envía su cuerpo. Infórmele al médico cualquier síntoma que tenga y siga sus recomendaciones.*

- *La hipertensión puede ser causa de una embolia o un derrame cerebral.*

DAÑOS QUE CAUSA LA HIPERTENSIÓN

¿Cómo puede la hipertensión producir un problema tan grave? Taponando sus vasos sanguíneos y dañándolos y destruyéndolos con el tiempo. Recuerde que la hipertensión puede destruir el recubrimiento interno de los vasos sanguíneos, haciendo que la arteria se bloquee, de forma muy similar a como se tapona una tubería por la acumulación de residuos.

Cuando los vasos sanguíneos no funcionan, algunas partes del cuerpo no reciben la alimentación que requieren. Los taponamientos se pueden producir en cualquier sitio —en los vasos sanguíneos que abastecen el cerebro, el corazón, los riñones, los ojos y las piernas. De forma que cualquier parte de su cuerpo puede verse afectada por tener vasos sanguíneos débiles y dañados.

EL ACCIDENTE CEREBROVASCULAR

Se produce un accidente cerebrovascular cuando una arteria (un tipo de vaso sanguíneo) que va al cerebro se tapa con depósitos grasos. Esa parte del cerebro comienza a verse privada de la sangre, el oxígeno y los nutrientes que requiere. De no tratarse de inmediato, esa parte del cerebro puede morir, lo que resulta en un accidente cerebrovascular. Si la lesión es muy grande, puede ocasionar la muerte. Este fenómeno es lo que se conoce como embolia o accidente cerebrovascular oclusivo. Los accidentes cerebrovasculares hemorrágicos también producen gran daño y se relacionan más directamente con la hipertensión.

Los accidentes cerebrovasculares son más comunes en personas de más de 45 años, pero pueden presentarse a una edad tan temprana como los 33 años.

No se sabe exactamente la forma como la hipertensión produce los accidentes cerebrovasculares. Se cree que cuando las paredes de las arterias que van al cerebro se dañan por la hipertensión arterial, el recubrimiento de las arterias se lesiona. Las grasas que van en la sangre se pegan a esas lesiones. Con el tiempo, las grasas, el colesterol y otras sustancias como las plaquetas, se van acumulando. La arteria se tapa hasta el punto en el que ya la sangre no puede fluir y se produce el accidente cerebrovascular.

> Las arterias débiles son apenas una parte de la ecuación. La otra es tener exceso de grasa y colesterol en la sangre.

Claro está que las arterias débiles son apenas una parte del problema. La otra parte la constituyen las grasas y el colesterol en la sangre. De ahí la importancia de limitar el consumo de grasa y colesterol si tiene presión arte-

CÓMO SE FORMA EL COLESTEROL EN LA PARED DE UNA ARTERIA

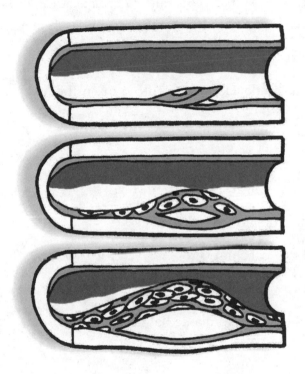

rial alta y de hacerse exámenes frecuentes de nivel de grasa y colesterol en la sangre.

El abuso del consumo de alcohol aumenta el nivel de grasa en la sangre. Es otra razón por la cual quienes tienen hipertensión arterial no deben beber.

El cigarrillo y la hipertensión también pueden ir hombro a hombro en la producción de accidentes cerebrovasculares. No se conoce a ciencia cierta cuál sea la causa pero tal vez se relacionen con el hecho de que fumar tiende a dañar las arterias.

Los accidentes cerebrovasculares pueden ser pequeños y no producir más que un mareo y una sensación de insensibilidad. O pueden ser masivos, y producir un coma o llevar a la muerte. *Si tiene hipertensión arterial y experimenta cualquiera de los siguientes síntomas, acuda al médico o a la sala de urgencias de inmediato:*

- Mareo

- Sensación de adormecimiento o insensibilidad

- Pérdida de visión

- Pérdida del equilibrio

- Ceguera transitoria

- Pérdida de movimiento

- Dolor de cabeza severo

- Náusea y vómito con dolor de cabeza

- Cambios en su forma de hablar

ENFERMEDAD RENAL

La enfermedad renal entre latinos es casi una epidemia. Los hispanos tienen casi el doble de probabilidades de desarrollar una enfermedad renal que los americanos de raza blanca. Aunque se desconoce la razón de esta diferencia, puede deberse a una mala atención de salud o a medicamentos equivocados, a falta de conocimiento sobre las enfermedades renales, a falta de conocimiento sobre los síntomas, a un acceso deficiente a los servicios de salud o a falta de cumplimiento del tratamiento. Cualquiera que sea la razón para esta diferencia, *es indispensable que consulte su médico para confirmar el estado de su función renal.* Esto puede hacerse mediante simples exámenes de sangre y orina.

Claro está, que la mejor forma de prevenir la enfermedad renal es consumir una dieta sana y tomar los medicamentos prescritos por el médico para controlar su presión arterial.

POR QUÉ FALLAN LOS RIÑONES

Los riñones ayudan a eliminar los desechos del organismo. Al igual que el corazón, los riñones necesitan sangre y oxígeno para funcionar. Cuando las pequeñas arterias que llevan la sangre a los riñones se engruesan y se estrechan, dañándose por la presión arterial alta, pueden taparse y no llevar suficiente sangre a los riñones. El resultado es que los riñones no reciben el aporte que requieren, se encogen y se dañan. Aunque puede no haber síntomas a excepción de la necesidad de tener que ir al baño con más frecuencia, se van acumulando toxinas en la sangre y en otros órganos y los riñones comienzan a liberar proteína y azúcar en la orina. Es decir, el riñón pierde su capacidad para funcionar.

Es frecuente que sólo cuando se hayan dañado las dos terceras partes del riñón, se empiecen a tener dolores de cabeza, y a experimentar debilidad, nauseas y pérdida de apetito. A menos que se haga un diagnóstico y se prescriba un tratamiento, los riñones pueden fallar por completo antes de que usted se dé cuenta de que está enfermo. Cuando fallan, la persona debe someterse a diálisis, es decir, una limpieza semanal de la sangre con una máquina que hace las veces de riñón artificial, para poder seguir viviendo. Esto es lo que se conoce como *insuficiencia renal crónica.* Se trata, por lo general, de un proceso gradual que puede llevar a otros problemas y a la muerte.

En la *insuficiencia renal aguda*, los riñones dejan de funcionar repentinamente, en este caso, se trata de riñones débiles que no han sido diagnosticados como tal. Cuando los riñones se someten a estrés, por algo tan sencillo como tomarse un ibuprofeno, fallan. A veces se puede hacer que vuelvan a funcionar a través de terapia.

A menos que se trata de hipertensión, podrá presentar enfermedad renal sin enterarse de que la tiene. La insuficiencia renal es un problema grave que suele involucrar a toda la familia y puede dar como resultado una mala calidad de vida, tanto para el paciente como para quienes viven con él. Trate su hipertensión arterial y evite la enfermedad renal.

ENFERMEDAD CARDIACA

El corazón es un músculo. Al igual que uno de los músculos de la parte superior de su brazo, el corazón se contrae (se encoge) y se dilata (se expande). A diferencia de los músculos de su brazo, claro está, su corazón se contrae y se dilata muchas veces por minuto, y es así como bombea la sangre a todo su cuerpo. Para poder cumplir con su trabajo, el corazón requiere de oxígeno y nutrientes como vitaminas, minerales, y azúcares simples, que obtiene de la sangre.

La hipertensión le hace mucho daño al corazón. Lo hace crecer más de lo normal y puede destruir las arterias que lo rodean. Es decir, la hipertensión suele ser, y con frecuencia es, la causa de la enfermedad de las arterias coronarias, o del endurecimiento de las arterias.

La hipertensión arterial y la enfermedad de las arterias coronarias van hombro a hombro. Muchas personas hipertensas desarrollan también enfermedad de las arterias coronarias y problemas cardiacos. Si tiene hipertensión arterial, su riesgo de enfermedad cardiaca es mucho mayor que el de los demás. Evítela consumiendo una dieta sana, haciendo ejercicio y asistiendo a citas médicas periódicas. Lo que es más importante, controle su presión arterial, aunque se sienta bien.

La forma como se desarrolla una enfermedad cardiaca es similar a la forma como se desarrolla un accidente cerebrovascular. La presión arterial debilita y daña las arterias del corazón, las paredes de las arterias se aflojan y su recubrimiento interno se lesiona, estrechándolas hasta llegar a taparlas. (Es algo que puede ocurrir en las arterias de cualquier parte del cuerpo, aún en las que llevan al corazón). Las grasas y el colesterol se pegan a las paredes formando una placa, lo que dificulta el flujo de la sangre y del oxígeno hacia el corazón. Las arterias se tapan, como se tapa un tubo, o la placa puede desprenderse repentinamente y taponar las arterias (lo que sucede con más frecuencia). Sin oxígeno y nutrientes suficientes, el corazón puede debilitarse, o algunas partes pueden morir. Cuando se tapan las arterias que abastecen el corazón, éste no recibe suficiente sangre.

> Muchas personas hipertensas desarrollan también enfermedad de las arterias coronarias y problemas cardiacos.

Los síntomas de la enfermedad cardiaca son dolor y presión en el pecho, (lo que se conoce como *angina*). La angina puede producirse en el centro del tórax, pero los síntomas pueden irradiarse hacia los brazos, la garganta, la espalda y la parte superior del abdomen. Suele sentirse como un gran peso sobre el tórax, como un caso grave de indigestión.

La angina puede ser un signo de advertencia de que el corazón no está bien y debe tomarse en serio. Debe decirle a un familiar o a un amigo que llame de inmediato al 911 y luego debe llamar a un médico. No se preocupe si se equivoca y no tiene un ataque al corazón. Es mejor equivocarse y estar vivo que esperar.

Otros síntomas de problemas cardiacos incluyen:

• Dificultad para respirar

• Desvanecimientos

• Edema de las piernas

• Nauseas

Con el tiempo, a menos que inicie un tratamiento, su corazón dejará de recibir el oxígeno y los nutrientes que requiere y dejará de latir. Es ahí donde se produce un "infarto". Por lo general, es posible recuperarse de un infarto si se detecta a tiempo. Pero, como le podrá decir cualquiera que lo haya experimentado, el camino hacia la recuperación es difícil. Si ha tenido presión arterial alta no controlada, asegúrese de que su médico examine también su corazón y sus niveles de grasa y colesterol. De usted depende saber reconocer los signos de la angina y del infarto cardiaco y asegurarse de que su familia también los conozca. ¡Su vida depende de ello!

> Si ha tenido hipertensión arterial no controlada, asegúrese de que su médico examine también su corazón y sus niveles de grasa y colesterol.

INSUFICIENCIA CARDIACA CONGESTIVA

La hipertensión arterial puede producir también insuficiencia cardiaca congestiva, un motivo frecuente de hospitalización. Cuando se tiene presión arterial alta, el corazón bombea más fuerte y con más esfuerzo, porque es más difícil hacer fluir la sangre por vasos sanguíneos más pequeños y más estrechos, mientras que en la mayoría de los casos, la sangre que tiene que fluir por allí es más gruesa. Con el tiempo, esto puede hacer que el corazón se agrande y se vuelva menos eficiente. Para compensarlo, aumenta el número de latidos por minuto y se cansa.

Cuando su corazón está cansado, usted se siente cansado. Está cansado todo el tiempo y le resulta difícil respirar mientras camina o hace ejercicio. Aumenta de peso y su cara y sus piernas se hinchan.

El tratamiento de insuficiencia cardiaca congestiva consiste en reducir la presión arterial y fortalecer el corazón con medicamentos, ejercicio moderado y una dieta baja en sal y en grasas.

Aquí lo más importante es lo que puede ocurrir sin que usted lo sepa. Por lo tanto, no deje de controlar su presión arterial.

ÚLCERAS EN LAS PIERNAS Y CEGUERA

En la misma forma en que la presión arterial alta estrecha las arterias que van al cerebro y al corazón, también las arterias que van a los ojos y a las piernas se estrechan. Recuerde que todas las arterias del cuerpo se afectan por la presión arterial alta. A medida que se reduce el flujo de sangre a las piernas y a los ojos, se desarrollan úlceras en las piernas y puede producirse la pérdida de la visión. Esto es especialmente cierto si además de presión arterial alta se tiene diabetes. Entre más alta sea la presión arterial y entre más tiempo permanezca sin tratamiento, mayor será la probabilidad de que se produzcan úlceras en las piernas y ceguera.

UNA ÚLTIMA ADVERTENCIA

Las lecciones de este capítulo son claras e importantes. Puede desarrollar complicaciones graves si tiene hipertensión arterial y no obtiene tratamiento. Consultando regularmente a su médico puede detectar los problemas en forma temprana y, con la ayuda de una buena dieta, ejercicio y medicamentos, si fueren necesarios, podrá evitar dichas complicaciones.

EN POCAS PALABRAS

- La hipertensión no controlada puede llevar a la obstrucción de las arterias y a graves daños en muchas partes del cuerpo, incluyendo el cerebro y el corazón.

- Los síntomas de la enfermedad cardiaca incluyen dificultad para respirar, desvanecimientos, edema en las piernas y nauseas.

- El accidente cerebrovascular puede deberse a la obstrucción de las arterias que van al cerebro.

- Las arterias se tapan por la grasa en la sangre.

- Si tiene mareos o si siente adormecidos los brazos, las piernas o los dedos de las manos o los pies, puede ser síntoma de un accidente cerebrovascular. Consulte de inmediato a su médico si experimenta estos síntomas por varios días.

- Otros síntomas de accidente cerebrovascular incluyen pérdida de la visión, pérdida del equilibrio, pérdida del movimiento, ceguera transitoria, dolor de cabeza intenso, nauseas o cambios en su forma de hablar. Si tiene cualquiera de estos síntomas acuda al médico de inmediato.

- Los latinos tienen más probabilidad que los americanos de raza blanca de desarrollar enfermedad renal grave, a veces como resultado de una presión arterial alta no controlada.

- Los controles médicos frecuentes que incluyen exámenes de la función renal pueden ayudarle a evitar graves enfermedades renales.

- La insuficiencia cardiaca congestiva se produce cuando el corazón se debilita por una hipertensión no controlada y se ve forzado a trabajar más.

- Visitando periódicamente a su médico, podrá detectar éstos y otros problemas relacionados con el corazón en forma temprana y con la ayuda de una buena dieta, ejercicio y, medicamento, si fuere necesario, podrá controlarlos.

Capítulo cinco

Medicamentos para la hipertensión

Con base en su historia médica y en su presión arterial, su médico puede prescribirle uno o más medicamentos para reducir su presión arterial. Es muy importante que informe al médico acerca de cualquier otro problema de salud que tenga y de otros medicamentos que esté tomando, incluyendo los medicamentos de venta libre, como aspirina, píldoras para adelgazar o píldoras para las alergias, así como cualquier remedio natural. Aunque los productos que se venden sin fórmula médica pueden adquirirse

> Informe a su médico acerca de cualquier otro problema de salud que tenga y de otros medicamentos que esté tomando, incluyendo los medicamentos de venta libre, como aspirina, píldoras para adelgazar o píldoras para las alergias, así como cualquier remedio natural.

libremente y, por lo general, son seguros, pueden ser mortales si se combinan con ciertos medicamentos de prescripción médica.

La clave está en nunca dejar de tomar el medicamento para la presión arterial, aunque se sienta muy bien. Si quiere dejar de tomar su medicamento por cualquier motivo, consúltelo primero con su médico. Si experimenta efectos secundarios por el medicamento para la presión arterial y por eso quiere dejar de tomarlo, infórmeselo a su médico. Hay muchas drogas para controlar la hipertensión arterial y puede haber otra que sea más adecuada para usted. Recuerde que los medicamentos para la presión arterial son excelentes y son una forma efectiva de tratar y controlar la hipertensión. Pero hay que insistir en que nunca debe dejar de tomar sus medicamentos sin la aprobación de su médico.

Ahora hay muchos medicamentos para controlar la presión arterial. El que sea mejor para usted será el que reduzca su presión sin producirle efectos indeseados y tenga un mínimo de efectos secundarios, los que no suelen ser frecuentes. Su médico, la enfermera o el farmacéutico deben explicarle los efectos secundarios al prescribir una droga. Sea sincero con el médico o la enfermera. A menos que lo estén tratando directamente para otras enfermedades, tal vez no sean conscientes de los problemas que usted tenga a menos de que los diga. Recuerde: La mayoría de los medicamentos tienen algún tipo de efectos secundarios, si es que los tienen, que pueden ser notorios. Las ventajas de tomar los medicamentos son muy superiores a las molestias que esos efectos secundarios menores le puedan ocasionar.

Otra advertencia importante es que nunca debe tomar los medicamentos de otra persona para controlar la presión arterial —ni los de su esposo ni los de su esposa, ni los de sus parientes. Esto se debe a que cada droga se elige especialmente para la persona a la que se le prescribe con base en su perfil de salud. Corre gran riesgo de sufrir efectos secundarios peligrosos si toma los medicamentos de otra persona para controlar la presión arterial. *Si tiene hipertensión arterial y no ha recibido tratamiento porque no tiene seguro de salud, acuda al puesto de salud de su localidad. El personal allí podrá ayudarle a que reciba medicamentos gratis o a bajo costo.*

Cuando obtenga sus medicamentos en la farmacia, pida la hoja de información sobre las drogas que compre. Allí le indicarán cómo debe tomarlas. *Si le resulta más fácil, pídale al farmacéutico que se las aplique.* Eso es parte de su responsabilidad.

Para que aprenda más sobre algunos de los medicamentos que su médico puede prescribirle, analizaremos los medicamentos más comunes para la presión arterial y sus posibles efectos secundarios. Una vez más, nunca deje de tomar sus medicamentos sin la aprobación de su médico, y tómelo siempre exactamente en la forma como le fueron prescritos. Si los toma correctamente, serán muy efectivos.

Si responde bien a los medicamentos y hace cambios en su dieta y su estilo de vida, con el tiempo, es posible que el médico reduzca la dosis de los medicamentos que le ha prescrito o que los suspenda del todo. Esta puede ser una de sus metas. Analícela con su médico para desarrollar un plan que le ayude a lograrla.

LOS EFECTOS SECUNDARIOS DE LOS MEDICAMENTOS PARA CONTROLAR LA HIPERTENSIÓN ARTERIAL

No sólo los pacientes sino también muchos médicos informan acerca de síntomas como cansancio y falta de resistencia al ejercicio cuando se toman medicamentos para reducir la presión arterial. Estos síntomas pueden ser producidos por el medicamento recetado para reducir la presión arterial alta.

En nuestra propia experiencia clínica, este no es el caso. La hipertensión por sí misma y los medicamentos alivian mucho más efectos secundarios de los que causan. Los estudios clínicos que han medido los efectos secundarios en pacientes tratados con medicamentos confirman esta opinión. En términos generales, los hipertensos se sienten mejor y reportan menos efectos secundarios a medida que su presión arterial va bajando poco a poco con los medicamentos.

Esto no significa que los medicamentos para la hipertensión arterial no produzcan efectos molestos. Cuando se ha tenido la presión alta durante mucho tiempo y empieza a bajar, es probable que se sientan mal por un corto tiempo, si el medicamento comienza a obrar muy rápido en usted. Recuerde que aún si tiene ciertas molestias, el medicamento está haciendo lo que debe hacer.

> Las drogas alivian mucho más efectos secundarios de los que causan.

Sólo recuerde lo principal: Va a sentirse mejor a largo plazo, una vez que su organismo se acostumbre a un nivel de presión arterial más bajo. En la mayoría de los casos, el mejor consejo cuando se sienta mal después de comenzar a tomar el medicamento para la presión arterial o al aumentar la dosis, es saber que esa sensación va a pasar y que debe seguir tomando el medicamento tal como le fue recetado.

Lo mismo puede ocurrir cuando se toma un medicamento para reducir la presión arterial pero ésta no baja. Normalmente se piensa que, cuando esto ocurre, los síntomas son el efecto secundario de la droga. Sin embargo, en la mayoría de los casos, lo más probable es que los síntomas se deban a la misma presión alta. De nuevo, la respuesta puede no ser dejar de tomar los medicamentos o cambiarlos, por lo general, la mejor forma de manejar esta situación es aumentar el tratamiento antihipertensivo.

Aunque, en la mayoría de los casos, lo mejor que puede hacer es soportar los efectos secundarios mientras pasan, es indispensable que le informe a su médico los efectos secundarios que experimente. No deje de informárselos. El médico tiene que saber cómo se siente para poder saber si el medicamento le está haciendo efecto. Si le produce síntomas indeseados, que no desaparezca en pocos días, tal vez su médico pueda cambiarle la dosis o darle otro medicamento que su organismo acepte mejor. Entre más hable con su médico, más podrá asegurarse de recibir el mejor medicamento para tratar su hipertensión.

CUÁNTOS MEDICAMENTOS DEBE TOMAR PARA LA HIPERTENSIÓN

Muchos hipertensos pueden requerir más de un medicamento para controlar su presión arterial. Con frecuencia nos preguntan: "¿Estoy tomando demasiados medicamentos para la presión arterial?" No hay una respuesta directa. El número de medicamentos para la presión arterial (junto con otros medicamentos) pueden ser una barrera mental o psicológica, así como financiera, para lograr un buen control de la presión. Una regla general muy útil es que si su presión arterial está por encima del nivel al que debe bajar, en la mayoría de los casos, no siempre, tendrá que tomar más de un medicamento. Sin embargo, esto no siempre es así.

El número de medicamentos que tome para la hipertensión dependerá de lo que su médico le prescriba. Hay drogas que tienen un mejor efecto si se toman en combinación. Por ejemplo, es buena idea tomar un medicamento para eliminar agua (un diurético) cuando se han estado tomando otros dos medicamentos no diuréticos sin que la presión arterial haya alcanzado el nivel deseado.

Usted y su médico (o sus médicos) tienen que tener paciencia para poder saber si los medicamentos toma controlan o no su presión arterial. Se requieren al menos cuatro semanas, a veces hasta ocho, después de comenzar un tratamiento antihipertensivo, para que el medicamento tenga su efecto completo. Por lo tanto, no podrá saber si una o varias drogas le están dando resultado y si cambia las dosis y/o los medicamentos prescritos cada dos semanas.

Si se cambian los medicamentos con demasiada frecuencia lo más probable es que termine tomando demasiados sin que logre bajar fácilmente su presión arterial hasta el nivel deseado. También hemos visto que los incrementos muy rápidos en la dosis de medicamentos para la presión arterial (cada dos semanas) empeoran los efectos secundarios en comparación con los incrementos de dosis menos frecuentes (cada seis semanas).

¿DEBE INFLUIR LA RAZA EN LA SELECCIÓN DEL TRATAMIENTO ANTIHIPERTENSIVO?

No hay ninguna razón para prescribir medicamentos antihipertensivos diferentes a personas de distintas razas o distintos grupos étnicos en comparación con otros grupos. Lo que es esencial es que su médico le prescriba medicamentos antihipertensivos que se adapten a sus necesidades. Si tiene riñones débiles, por ejemplo, algunos medicamentos pueden ser más seguros que otros para usted. Cada medicamento interactúa de una determinada forma con el organismo, y sólo su médico, quien conoce su historia clínica, puede elegir el que le ofrezca la mejor probabilidad de llevar una vida larga y activa.

RECUERDE TOMAR SUS PÍLDORAS

No a todo el mundo le resulta fácil recordar tomar sus medicamentos. Si usted es una de estas personas, tenga siempre presente que los medicamentos son necesarios para reducir su presión arterial y controlarla para disminuir su riesgo de tener problemas más graves de salud: un infarto, una insuficiencia cardiaca congestiva, un accidente cerebrovascular, una enfermedad renal o la muerte. Eso debe ser una buena motivación.

Tal vez le sea más fácil recordar cuándo debe tomar sus medicamentos si:

- Los toma a la misma hora todos los días. Si anota la hora en un almanaque o si gradúa la alarma de su reloj de pulsera para que suene a la hora en que debe tomar sus píldoras. A veces da buen resultado tomarlas antes o después de las comidas, según lo prescriba su médico.

- Siempre mantenga las píldoras en el mismo lugar (en un gabinete de la cocina, en la mesa de noche al lado de su cama, o en el cuarto de baño; o, si las debe tomar con las comidas, en el lugar donde generalmente coma), para que las pueda ver todos los días y no tenga que buscarlas por todas partes. Esto es de vital importancia en caso de una emergencia. Si guarda sus píldoras en un lugar específico, le puede indicar a un tercero, un familiar o amigo, dónde encontrarlas. Si viaja, conviene conseguir una caja para píldoras con secciones para la dosis de cada día.

Procure memorizar los nombres de las drogas que está tomando. Tal vez quiera anotarlas y llevar siempre con usted la anotación en su bolso o en su billetera para que, en caso de una emergencia, el personal de salud sepa que está tomando medicamentos para la presión arterial. Incluya en su lista las píldoras antialérgicas, los inhaladores para el asma, los diuréticos, los laxantes y los analgésicos. Cuando vaya a sus citas médicas lleve la lista de los medicamentos que toma. Así, no habrá confusiones ni errores con las drogas para la presión arterial o con cualesquiera otras drogas que esté tomando.

Lleve una lista de todos los medicamentos de venta libre que tome habitualmente.

MEDICAMENTOS PARA LA HIPERTENSIÓN

Los medicamentos para la presión arterial alta pueden dividirse en varios tipos. A continuación incluimos algunos de los medicamentos disponibles. Consulte la tabla para información más detallada.

Los alfabloqueadores

Estos medicamentos reducen los impulsos nerviosos dirigidos a los vasos sanguíneos. Así, la sangre puede fluir más fácilmente por las arterias reduciendo la presión. Algunos ejemplos de estos medicamentos son Cardura® e Hytrin®, entre otros.

Los alfabloqueadores se utilizan principalmente como medicamentos adicionales, no como terapia de primera línea, para el tratamiento de la hipertensión. Son drogas que han demostrado ser muy útiles en hombres con síntomas urinarios relacionados con el agrandamiento de la próstata, aún sin presencia de hipertensión. Un efecto potencial de estas drogas es que, a veces, si la persona se pone de pie o se incorpora rápidamente, la presión arterial puede descender demasiado. Este descenso exagerado en la presión arterial puede producir mareos en algunos pacientes. Además, estas drogas se han relacionado con una sensación de cansancio extremo. Sin embargo, los alfabloqueadores son un buen medicamento para controlar la presión arterial.

Los inhibidores de la enzima convertidora de angiotensina

Los inhibidores de la ECA son medicamentos que, en último término, reducen la presión arterial al hacer que los vasos sanguíneos se relajen y se expandan más.

Los inhibidores de la ECA han demostrado ser también muy útiles para proteger el riñón en personas con función renal disminuida y parece que protegen a los diabéticos contra problemas adicionales como insuficiencia renal, insuficiencia cardiaca e infarto del miocardio, en un grado mayor del esperado.

Si tiene diabetes, función renal disminuida y/o insuficiencia cardiaca, los inhibidores de la ECA pueden ayudarle. Entre los medicamentos de este grupo están Capoten®, Lotensin®, Monopril® y otros.

ANTIHIPERTENSIVOS ORALES Y SUS EFECTOS SECUANDRIOS

Droga	Nombre comercial	Rango de dosis corriente Total mg/día* (Frecuencia por día)	Efectos secundarios seleccionados y comentarios*
DIURÉTICOS (LISTA PARCIAL)			
			A corto plazo: aumenta los niveles de colesterol y glucosa; anormalidades bioquímicas: reduce los niveles de potasio, sodio y magnesio, aumenta los niveles de ácido úrico y calcio; raras veces: produce discrasias sanguíneas, fotosensibilidad, pancreatitis, hiponatremia.
Chlortalidona (G)†	Hygroton®	12.5–50 (1)	
Clorhidrotiazida (G)	Hydrodiuril®, Esidrix®	12.5–50 (1)	
Indapamida	Lozol®	1.25–5 (1)	(Menor, o ausencia de hipercolesterolemia)
Metrolazona	Mykrox® Zaroxolyn®	0.5–1.0 (1) 2.5–10 (1)	
Diuréticos de asa			
Bumetanida (G)	Bumex®	0.5–4 (2–3)	(Acción de corta duración, no produce hipercalcemia)
Ácido etacrínico	Edecrin®	25–100 (2–3)	(El único diurético no sulfonamídico, ototoxicidad)
Furosemida (G)	Lasix®	40–240 (2–3)	(Corta duración de acción, no produce hipercalcemia)
Torsemida	Demadex®	5–100 (1–2)	
Agentes ahorradores de potasio			
Clorhidrato de amilorida (G)	Midamor®	5–10 (1)	
Espironolactona (G)	Aldactone®	25–100 (1)	(Ginecomastia)
Triamtireno (G)	Dyrenium®	25–200 (1)	

Droga	Nombre comercial	Rango de dosis corriente Total mg/día* (Frecuencia por día)	Efectos secundarios seleccionados y comentarios*
INHIBIDORES ADRENÉRGICOS			
Agentes periféricos			
Guanadrel	Hylorel®	10–75 (2)	(Hipotensión postural, diarrea)
Monosulfato de guanetidina	Ismelin®	10–150 (1)	(Hipotensión postural, diarrea)
Reserpina (G)**	Serpasil®	0.05–0.25 (1)	Congestión nasal, sedación, depresión, activación de la úlcera péptica) Sedación, boca seca, bradicardia, síntomas de abstinencia de hipertensión)
Alfaagonistas del sistema central			
Clorhidrato de clonidina (G)	Catapres®	0.2–1.2 (2–3)	(Más síntomas de abstinencia)
Acetato de guanabenz (G)	Wytensin®	8–32 (2)	
Clorhidrato de guanfacina (G)	Tenex®	1–3 (1)	(Menos síntomas de abstinencia)
Metildopa (G)	Aldomet®	500–3,000 (2)	(Trastornos hepáticos y "autoinmunes")
Alfa-bloqueadores			
Mesilato de doxazosina	Cardura®	1–16 (1)	
Clorhidrato de prazosina (G)	Minipress®	2–30 (2–3)	
Clorhidrato de terazosina	Hytrin®	1–20 (1)	

Droga	Nombre comercial	Rango de dosis corriente Total mg/día* (Frecuencia por día)	Efectos secundarios seleccionados y comentarios*
Betabloqueadores			Broncoespasmo, bradicardia, insuficiencia cardiaca, puede enmascarar la hipoglicemia inducida por insulina; efectos secundarios menos graves: trastornos de la circulación periférica, insomnio, fatiga, disminución de la tolerancia al ejercicio, hipertrigliceridemia (exceptuando los agentes con actividad simpaticomimética intrínseca)
Acebutolol§‡	Sectral®	200–800 (1)	
Atenolol (G)§	Tenormin®	25–100 (1–2)	
Betaxolol§	Kerlone®	5–20 (1)	
Fumarato de bisoprolol§	Zebeta®	2.5–10 (1)	
Clorhidrato de carteolol‡	Cartrol®	2.5–10 (1)	
Tartrato de metoprolol(G)§	Lopressor®	50–300 (2)	
Succinato de metoprolol §	Toprol-XL®	50–300 (1)	
Nadolol (G)	Corgard®	40–320 (1)	
Sulfato de penbutolol ‡	Levatol®	10–20 (1)	
Pindolol (G)‡	Visken®	10–60 (2)	
Clorhidrato de propranolol (G)	Inderal® Inderal LA®	40–480 (1) 40–480 (2	
Maleato de timolol (G)	Blocadren®	20–60 (2)	
Bloqueadores combinados alfa y beta			Hipertensión postural, broncoespasmo
Carvedilol	Coreg®	12.5–50 (2)	
Clorhidrato de labetalol (G)	Normodyne®, Trandate®	200–1,200 (2)	

Droga	Nombre comercial	Rango de dosis corriente Total mg/día* (Frecuencia por día)	Efectos secundarios seleccionados y comentarios*
VASODILATADORES DIRECTOS			
Clorhidrato de Hydralazina (G)	Apresoline®	50–300 (2)	(Síndrome de lupus)
Minoxidil (G)	Loniten®	5–100 (1)	(Hirsutismo)
ANTAGONISTAS DEL CALCIO			
No dihidropiridinas			
Clorhidrato de diltiazem	Cardizem SR® Cardizem CD®, Dilacor XR®, Tiazac	120–360 (2) 120–360 (1)	(Nauseas, cefalea)
Dicloridrato de mibefradil (Antagonista de los canales de calcio T) [Propulsid])	Posicor®	50–100 (1)	(No empeora la disfunción sistólica, está contraindicado con terfenadina [Seldane], astemizol [Hismanal] y cisapride
Clorhidrato de verapamil	Isoptin SR®, Calan SR® Verelan®, Covera HS®	90–480 (2) 120–480 (1)	(Estreñimiento)
Dihidropiridinas			Edema de los tobillos, ruborización, cefalea, hipertrofia gingival
Besilato de amlodipina	Norvasc®	2.5–10 (1)	
Felodipina	Plendil®	2.5–20 (1)	
Isradipina	DynaCirc® DynaCirc CR®	5–20 (2) 5–20 (1)	
Nicardipina	Cardene SR®	60–90 (2)	
Nifedipina	Procardia XL®, Adalat CC®	30–120 (1)	
Nisoldipina	Sular®	20–60 (1)	

Droga	Nombre comercial	Rango de dosis corriente Total mg/día* (Frecuencia por día)	Efectos secundarios seleccionados y comentarios*
INHIBIDORES DE LA ECA			
			Comunes: tos; raros:angioedema, hiperkalemia, erupción, pérdida del sentido del gusto, leucopenia.
Clorhidrato de benazerpil	Lotensin®	5–40 (1–2)	
Captopril (G)	Capoten®	25–150 (2–3)	
Maleato de enalapril	Vasotec®	5–40 (1–2)	
Fosinopril sódico	Monopril®	10–40 (1–2)	
Lisinopril	Prinivil®, Zestril®	5–40 (1)	
Moexipril	Univasc®	7.5–15 (2)	
Clorhidrato de quinarpil	Accupril®	5–80 (1–2)	
Ramipril	Altace®	1.25–20 (1–2)	
Trandolapril	Mavik®	1–4 (1)	
BLOQUEADORES DE LOS RECEPTORES DE ANGIOTENSINA II			
			Angioedema (muy raro), hiperkalemia
Losartan potasio	Cozaar®	25–100 (1–2)	
Valsartan	Diovan®	80–320 (1)	
Irbesartan	Avapro®	150–300 (1)	
Olmestortan	Benicar®	20–40 (1)	
Telmisartin	Micardis®	20–80 (1)	

* Estas dosis pueden variar con relación a las enumeradas en Physicians' Desk Reference (51 edición), que puede consultarse para información adicional. La lista de efectos secundarios no es exhaustiva y los efectos secundarios son para las clases de drogas donde aparecen, para drogas individuales (entre paréntesis); se recomienda a los clínicos referirse al inserto del empaque para una lista más detallada.
† (G) indica genérico disponible.
‡ Tiene actividad simpaticomimética intrínseca.
§ Cardioselectivo.
** También actúa a nivel central.

Tomado de JNC VI.

El efecto secundario más común de los inhibidores de la ECA es una tos seca. En algunos pacientes, los inhibidores de la ECA pueden producir un aumento en la creatinina sérica (un indicador de la función renal) y/o del potasio sérico. Sin embargo, en la mayoría de los casos, no será necesario suspenderlos.

Un efecto más grave, aunque poco frecuente, de los inhibidores de la ECA es una inflamación de la piel, los labios, la lengua, la garganta, o, en casos severos, las vías aéreas de los pulmones (lo que se conoce como angioedema). En la mayoría de los casos, los pacientes que presentan estos síntomas deben suspender los inhibidores de la ECA. Es probable que su médico controle su función renal y su presión arterial muy de cerca, si está tomando este medicamento.

Antagonistas de la angiotensina II/Bloqueadores de los receptores de la angiotensina II (ECA IIs/BRAs)

Estos medicamentos protegen los vasos sanguíneos del efecto de una hormona llamada angiotensina II. Son drogas que hacen que los vasos sanguíneos se dilaten y, por lo tanto, baja la presión de la sangre.

Los bloqueadores de los receptores de angiotensina son drogas antihipertensivas relativamente nuevas. Suelen utilizarse con lo que se conoce comúnmente como píldoras del agua, o diuréticos, para el tratamiento de la presión arterial alta. Por lo general, se cree que, a largo plazo, los bloqueadores de los receptores de angiotensina son mejor tolerados por los pacientes que los ECAs. Es decir, los pacientes que toman estas drogas las abandonan con menos frecuencia que las otras.

Aunque los inhibidores de la ECA II y los BRAs son similares a los inhibidores de la ECA, por lo general, los pacientes que toman estas drogas no presentan el síntoma de tos. Aunque con los ECA II y los BRAs también se produce edema a nivel de los tobillos y de la cara, este efecto secundario es menos común que con los inhibidores de la ECA. Varios estudios recientes han demostrado que los bloqueadores de los receptores de angiotensina evitan mejor las complicaciones de la enfermedad renal en los diabéticos que las otras drogas. Sin embargo, en la mayoría de los casos, los bloqueadores de los receptores de angiotensina pueden prescribirse en combinación con otras drogas para controlar la presión arterial en los diabéticos y/o en quienes tienen insuficiencia renal.

Este tipo de drogas incluye Avapro® y Cozaar®, entre otras.

Los inhibidores adrenérgicos

Estas drogas disminuyen la actividad del sistema nervioso simpático y, al igual que los betabloqueadores y los antagonistas de los canales de calcio, pueden disminuir la frecuencia cardiaca. Son drogas que no se prescriben comúnmente como tratamiento de primera línea para la hipertensión. Aunque sí bajan la presión arterial, por lo general producen más efectos secundarios que otro tipo de antihipertensivos. Los inhibidores adrenérgicos, administrados a largo plazo, tienden a ser menos tolerados por los pacientes.

Los efectos más comunes de los inhibidores adrenérgicos incluyen boca seca y sedación. En la mayoría de los casos no deben prescribirse ni tomarse simultáneamente con betabloqueadores. Además, si un paciente deja de tomar este medicamento repentinamente, puede presentar un aumento de la presión arterial. En términos generales, los inhibidores adrenérgicos se utilizan como tratamiento adicional cuando no se logra el control de la presión arterial con las drogas de uso más frecuente.

Los betabloqueadores

Es posible que su médico le prescriba un betabloqueador, también conocido como bloqueador de los receptores betaadrenérgicos. Esta droga reduce la frecuencia cardiaca, es decir, el corazón late más lentamente y con menos fuerza, lo que reduce la presión arterial. Este efecto se debe a la reducción de los impulsos nerviosos que van al corazón y a los vasos sanguíneos.

Los betabloqueadores se utilizan casi siempre combinados con diuréticos para bajar la presión arterial. Los betabloqueadores son las drogas de elección para quienes han sobrevivido a un infarto cardiaco y son también muy útiles para los pacientes con insuficiencia cardiaca.

Los betabloqueadores son muy efectivos para tratar la hipertensión y para reducir la presión arterial alta. Algunos de los betabloqueadores más comunes son Sectral®, Tenormin®, Kerlone®, Levatol® y Lopressor®. En algunos casos, los betabloqueadores pueden producir insomnio, espasmos pulmonares similares al asma e insuficiencia cardiaca. Deben evitarse los betabloqueadores si se tiene asma o enfermedad reactiva de las vías aéreas porque pueden estrecharlas producir sibilancia así como dificultad para respirar. A veces los betabloqueadores pueden producir impotencia, aunque no en el mismo grado que los diuréticos.

Dejar de tomar abruptamente un betabloqueador puede producir un aumento muy severo en la presión arterial y un mayor riesgo de infarto cardiaco. Si el médico le prescribe betabloqueadores, deberá advertirle que controle y esté atento a la función de su corazón y sus pulmones. Si tiene asma, es posible que su médico le prescriba una droga diferente.

Los bloqueadores de los canales de calcio/Los antagonistas del calcio

Estos medicamentos impiden que el calcio entre a las células musculares del corazón y los vasos sanguíneos. Esta acción hace que los vasos sanguíneos se relajen y se dilaten más y, por lo tanto, reducen la presión.

Los betabloqueadores de los canales de calcio incluyen Cardizem®, Norvasc®, Dilacor® y Verlan®. Algunos posibles efectos secundarios de los bloqueadores de los canales de calcio pueden incluir dolor de cabeza, nausea, estreñimiento y edema en las piernas así como una frecuencia cardiaca más lenta. Algunos bloqueadores de los canales de calcio no deben tomarse en combinación con medicamentos para las alergias.

Los antagonistas del calcio son medicamentos que se utilizan comúnmente para controlar la presión arterial alta y dan muy buenos resultados. Suelen combinarse con inhibidores de la ECA y con BRAs en diabéticos y/o pacientes con insuficiencia renal.

Aunque no es común, un posible efecto secundario de los antagonistas de los canales de calcio es el edema de la parte inferior de las piernas. Si se toman los bloqueadores de canales de calcio junto con inhibidores de la ECA, este edema disminuirá. En resumen, los antagonistas del calcio son medicamentos seguros y muy efectivos para reducir la presión arterial.

Vasodilatadores directos

Estos agentes se utilizan con menos frecuencia que otras clases de antihipertensivos. Hacen que los vasos sanguíneos se relajen, pero lo hacen en forma directa. Relajan el músculo de la pared del vaso sanguíneo y así abren los vasos, para permitir que la sangre fluya más fácilmente y se reduzca la presión. Por lo general, son drogas que se prescriben cuando ya se han ensayado otras. Algunos ejemplos de los vasodilatadores directos incluyen minoxidil e hidralazina.

Debido a que, en la mayoría de los casos, estas drogas hacen que los pacientes retengan sal y líquidos, es necesario combinarlos con diuréticos fuertes. Además, suele ser necesario un antagonista de calcio o un betabloqueador para controlar el incremento de la frecuencia cardiaca que puede presentarse en algunos casos. Entre estas drogas están Apresolina®, Loniten® y otras.

Un potencial efecto secundario al que hay que estar atentos es que la Apresolina® puede producir síntomas similares a los del lupus, una enfermedad inmune. Además, estas drogas pueden producir pérdida del apetito, dolor abdominal, calambres musculares, diarrea y un crecimiento de vello inusual.

Diuréticos

Uno de los tipos de medicamentos más común para bajar la presión arterial es el de los diuréticos. Estos ayudan a los riñones a eliminar el exceso de líquido del organismo, por lo que lo obligarán a orinar con más frecuencia. Se conocen también como las "píldoras del agua". El exceso de líquido puede ser, en parte, la razón de que tenga alta la presión arterial.

Por lo general, los diuréticos empiezan a reducir la presión arterial después de estarlos tomando durante unas semanas. Cuando le prescriben un diurético, tal vez su doctor le pida que regrese para controlar su presión arterial después de unas cuantas semanas, y así confirmar que la droga esté actuando.

Los diuréticos pueden reducir muy bien la presión arterial cuando se toman solos. Si toma más de dos drogas antihipertensivas, en la mayoría de los casos, al menos una de ellas debe ser un diurético. En los hombres, los diuréticos tienen más potencial de producir impotencia que cualquier otra droga. Otro efecto secundario de estas drogas puede ser un bajo nivel de potasio sérico. El riesgo de tener bajo el potasio cuando se utilizan diuréticos puede reducirse en gran medida disminuyendo el consumo de sal en la dieta. Por lo tanto, procure consumir menos sal.

Los diuréticos tienen unos pocos efectos secundarios. Puede perder potasio y magnesio, dos minerales muy necesarios, que se eliminan con el agua que excreta, o pierde diariamente. Para contrarrestar este efecto, es posible que su médico le prescriba tabletas de potasio. Los diuréticos pueden alterar la forma como su organismo utiliza o metaboliza la glucosa, el azúcar simple que el organismo necesita para energía. Además, los diuréticos pueden aumentar su nivel de colesterol en la sangre. Su médico determinará si presenta estos problemas en caso de que esté tomando un diurético.

RESPONSABILIDADES DEL PACIENTE

Un buen tratamiento depende de poder hablar con el médico franca y abiertamente. Como paciente, debe esperar lo mejor de su médico, y de otros proveedores de salud encargados de tratar su hipertensión. Debe asegurarse de:

- Tener una comunicación abierta de doble vía.

- Contar con la información y educación necesarias sobre la hipertensión.

- Recibir un tratamiento justo y con la dignidad y el respeto que se merece, cuando llame o acuda al consultorio de su médico.

Además, usted, como paciente, debe cooperar con su médico para lograr el control de su presión arterial. Puede ayudar a mejorar su nivel de presión y a reducir el número de medicamentos necesarios para controlarla, si adopta buenos hábitos alimenticios y un estilo de vida sano. Además, debe saber cuál es el nivel al que debe reducir su presión arterial. Si no ha logrado reducir su presión arterial después de un período de tiempo razonable, debe preguntarle al médico qué planes tiene para que usted logre su meta.

Sea paciente. Debe saber que se requieren muchas semanas para que las drogas antihipertensivas hagan efecto. Pero sí son efectivas, por lo tanto, no deje de tomarlas sin consultar a su médico. Entre más rápido disminuya su presión arterial, lo más probable es que se sienta mal; sin embargo, esta sensación de malestar casi siempre se resuelve sola después de un corto período de tiempo. Hay que colaborar con el médico, con sus enfermeras y demás personal, para entender cuáles son los medicamentos que debe tomar y con qué frecuencia.

No haga cambios en la forma como toma sus medicamentos sin antes consultar con su médico. Por último, cuando llegue al nivel de presión arterial deseado, sienta la satisfacción de ese esfuerzo conjunto que ha hecho con su médico y que ha dado resultado. Usted habrá derrotado las probabilidades. Si no alcanza su meta, no se preocupe. Muchos pacientes hipertensos que toman antihipertensivos, no alcanzan

> Debe saber que se requieren muchas semanas para que las drogas antihipertensivas tengan efecto.

su meta pero sí controlan su presión mediante dieta, ejercicio y medicamentos. Eso es lo más importante.

EN POCAS PALABRAS

- Si su médico le prescribe medicamentos para la hipertensión arterial, tómelos puntualmente en la forma prescrita, aunque se esté sintiendo de maravilla.

- Le será más fácil tomar sus tabletas si las toma a la misma hora cada día y las guarda siempre en el mismo lugar.

- Su farmacéutico puede darle hojas informativas para los medicamentos que utilice. Además, estará dispuesto a responder cualquier pregunta que tenga sobre estos medicamentos.

- Es posible que los medicamentos para la hipertensión lo hagan sentir mal por un tiempo, al empezar a tomarlos, pero a largo plazo, lo harán sentir mucho mejor.

- Como paciente, tiene derecho a esperar que su médico lo trate en forma justa, con dignidad y respeto y que le hable abiertamente. Su médico debe explicarle su enfermedad de forma que usted pueda entenderla.

- Debe cumplir fielmente el programa de tratamiento que su médico le prescriba porque su deseo es participar activamente en la recuperación de su salud. Siempre debe entender por qué su médico le ha prescrito un determinado tratamiento.

Capítulo seis

Cómo llevar una dieta y un estilo de vida sanos

Su médico le ha informado que su presión arterial está alta. Que para usted esto sea un claro llamado al cambio. Sí, es triste saber que debemos dejar las cosas a las que estamos habituados. Pero también causa alegría hacer cambios que nos beneficiarán. En este capítulo le mostraremos el camino a esa alegría.

Es posible que su médico le haya recetado medicamentos. Probablemente también le haya dicho que debe cambiar sus hábitos alimenticios; que debe empezar a hacer ejercicio, que debe dejar de fumar y que debe tomar las cosas con más calma, si quiere mejorarse. Así es, las instrucciones son sencillas. Para lograr cambios definitivos, cambios a largo plazo, debe primero analizarse internamente; repetirse una vez más las razones por las cuales estos cambios son tan importantes y recordar que es algo que se debe a usted mismo y a sus seres queridos, y debe cuidar su salud y su bienestar hasta donde le sea posible.

Además, comience en pequeño. Tal vez deba decirse, esta primera semana, voy a adoptar una rutina para tomar mis medicamentos. La semana entrante me inscribiré en el gimnasio y comenzaré esa clase de gimnasia que he pensado tomar desde hace tanto tiempo, o comenzaré a caminar todos los días con mis amigos. En la tercera semana, cuando tenga todas esas cosas bajo control, podré empezar a aprender a preparar platos más sanos para mí y para mi familia.

La paciencia y la determinación han llevado a muchos a un mejor estado de salud. Si tantos lo han logrado, usted también lo logrará.

No olvide que las personas se sienten mejor cuando consumen una dieta sana, pierden peso y hacen ejercicio. ¡Pregúnteles! Busque amigos que se estén cuidando. Tendrán historias alentadoras que contarle. Le ayudarán a darse cuenta de que saber que se tiene hipertensión es una puerta abierta hacia una forma de vida mejor, una invitación a una mayor tranquilidad, a una mayor capacidad de disfrutar, a una mayor energía y a una vida más larga.

De nuevo, la clave para lograr estos cambios es ir poco a poco, paso a paso. Tal vez cuando comience a hacer ejercicio sólo alcance a darle la vuelta a la esquina y regresar. Eso está bien, siga así por una semana y pronto se dará cuenta de que está dispuesto a darle la vuelta a la manzana. No pasará mucho tiempo hasta que una caminata de media hora al día le parezca algo sencillo. Esperará con ilusión la hora de salir a caminar. Disfrutará el aire fresco y la belleza de las flores, y comenzará a sentir una nueva fuerza en su cuerpo que lo hará sonreír y sentirse más satisfecho.

Intente consumir una porción adicional de fruta por día.

Suponga que su médico le recomiende que consuma alimentos con potasio, como fruta fresca. Intente consumir una porción adicional de fruta por día. Hágalo por unas cuantas semanas y pronto le parecerá que siempre ha sido parte de su dieta. Luego, agregue otra porción de fruta o un jugo, hasta que alcance su meta.

Antes de hacer cualquier cambio en su estilo de vida, consulte con su médico, con la enfermera o con su dietista, para saber exactamente qué debe hacer: Los alimentos que debe consumir, el total de calorías, la cantidad de sal que puede consumir diariamente. Asegúrese de saber qué ejercicios debe hacer, por cuánto tiempo y cuántos días a la semana.

PREPARARSE PARA LOS CAMBIOS

Sólo podrá comenzar a cambiar cuando esté dispuesto a hacerlo. Esto requiere un determinado estado de ánimo que determina cómo vamos tomando decisiones acerca de cambiar nuestros hábitos diarios.

No estar listo para cambiar significa que no ha pensado en hacer el cambio, o no ve qué beneficio podrá traerle. *Pero, si ha leído hasta aquí, **estará** listo.* Esto significa que ya ha comenzado a cambiar. Al otro extremo de la línea está esa persona que ya está plenamente dispuesta a hacer el cambio.

> Sólo podrá comenzar a cambiar cuando esté dispuesto a hacerlo.

Como alguien que ya está dispuesto, podrá enfrentar el cambio con mayor determinación. Claro está que, al principio, puede encontrar cierta resistencia al cambio en su interior. Desea hacer ejercicio pero simplemente no puede comenzar. Tal vez piense, "Bien, comenzaré la semana entrante o tal vez el mes entrante, cuando las cosas se normalicen", o "Apenas tenga dinero para comprar una bicicleta estática, entonces empezaré a hacer ejercicio", o "Tan pronto como mejore el clima, comenzaré a hacer ejercicio" o "Hoy me duele la espalda, tal vez mañana me sienta mejor". No. Debe aceptar que al comenzar algo nuevo, siempre se encuentra todo tipo de resistencia interna. Debe saber reconocer esta situación como un hecho, es como encontrarse atado a un mismo lugar. Simplemente rechace la tentación de no hacer nada y dígase: "Bien, sea como sea empezaré ahora. Ya estoy listo".

CÓMO HACER LOS CAMBIOS

Aún después de que comience, habrá días en los que se preguntará: "¿Por qué ya no como las cosas que más me gustan?" y "¿Por qué madrugar cada mañana para salir a caminar?". Usted sabe la respuesta. Lo hace porque le conviene. Qué tanto le convenga es algo que difiere de una persona a otra. Hay quienes dirán: "Tengo que vivir lo suficiente para ver crecer a mis nietos". Otros dicen: "Me encanta mi trabajo. Sería terrible para mí si me enfermara y no pudiera seguir trabajando". Hay quienes quieren verse bien aún mientras envejecen. Para otros, es sólo cuestión de su incontrolable amor a la independencia. "Simplemente no quiero tener que depender de nadie que me cuide mientras lo pueda hacer por mí mismo". Encontrar la razón del beneficio que se obtiene es lo más importante y debe recordarla para no desanimarse.

Claro está que, al comienzo, es posible que no tenga la suficiente confianza, o el suficiente valor. Es posible que durante mucho tiempo haya pensado: "No soy capaz" de hacer esto o aquello. O, "Nunca en mi vida he adoptado un cambio a conciencia. ¿Cómo hacerlo ahora?". A veces, nosotros, como médicos, oímos que estas personas dicen: "Por más que me esfuerzo, parece que no logro controlar mi presión arterial". Una de mis pacientes, una madre de edad madura, se lamentaba: "¿Cómo puedo comer lo que debo cuando mi familia me pide que le prepare cosas que supuestamente yo no debo comer?". Por último, un paciente de unos 45 años, cuando le recomendamos que hiciera ejercicio, dijo: "Conozco sólo una persona que empezó a salir a caminar todos los días y aún no ha dejado de hacerlo. Entonces ¿de qué me sirve comenzar?".

Este es un obstáculo que usted puede superar. Hay una voz en el interior de cada uno de nosotros que puede ser muy ruidosa, si se lo permitimos. Poco a poco, podemos desarrollar esa actitud positiva, esa voluntad que va a acallar esa voz. Puede empezar a adquirir cada vez más confianza en sí mismo, empezando poco a poco. Cada pequeño éxito lo prepara mejor para otros éxitos mayores. Por eso, el ejercicio es tan maravilloso. Puede empezar dondequiera que esté y si persevera, notará el progreso. Pronto lo sentirá también, lo experimentará en el nuevo placer que obtendrá de su cuerpo.

La clave está en dar el primer paso. El valor y la confianza vienen después. Todos sabemos de las dudas, la vergüenza y el miedo. Nada de eso importa, siga adelante, sea como sea. Dé el primer paso. Y si falla, y lo hará, no se dé por vencido y siga adelante.

> La clave está en dar el primer paso.

EL EJERCICIO Y EL CONTROL DEL PESO CORPORAL

El ejercicio es una de las claves para mantenerse sano, sin embargo, son muchos los que no hacen absolutamente nada de ejercicio. Las cifras nos indican que el 40 por ciento de los adultos norteamericanos no tiene actividad física en su tiempo de descanso y sólo el 15 por ciento dedica 30 minutos al día a una moderada actividad física, como caminar. Quienes llevan vidas sedentarias tienen un mayor riesgo de enfermar. Una de las enfermedades que presentan con más frecuencia es la hipertensión.

Uno de los objetivos de este libro es cambiar esa estadística. En gran medida, usted podrá lograrlo mediante una serie de decisiones individuales.

La decisión de mantenerse en el mejor estado de salud posible es de suma importancia. Es una forma de respetar nuestra realidad y *de rendirle homenaje al poder que nos creó a todos*.

Todo esto puede comenzar en el momento en que decida empezar a hacer ejercicio.

Recuerde, la obesidad es nociva para la salud y engordar es el producto final de una vida sedentaria. Los científicos tienen formas técnicas de medir la obesidad, pero la mayoría de nosotros no necesita una fórmula. Lo vemos a todo nuestro alrededor, y es probable que lo veamos también en el espejo. En efecto, la obesidad se ha convertido en un riesgo tan grande que el ya retirado cirujano general David Satcher considera que muy pronto puede llegar a ser "la causa de tantas enfermedades prevenibles y tantas muertes como el cigarrillo", por lo que propuso un programa de acción comunitaria para luchar contra la obesidad.

Nosotros tomamos muy en serio las ideas del Dr. Satcher. También estamos de acuerdo con la dura declaración del Secretario de Servicios de Salud y Humanitarios, Tommy G. Thompson quien dijera:

Nuestro entorno moderno ha permitido que aumenten estas afecciones a tasas alarmantes para llegar a convertirse en problemas de salud cada vez mayores en nuestro país. Al enfrentar estas situaciones, tendremos excelentes oportunidades de prevenir enfermedades y discapacidades innecesarias que por causa de estas condiciones nos esperarían en el futuro.

Preocupa ver que de 1991 a 2000, la obesidad entre los adultos norteamericanos aumentó en 61 por ciento. Tristemente, este aumento ha sido más dramático en la comunidad hispana donde una de cada cuatro personas tiene alguna forma de sobrepeso.

Sí, son problemas nacionales y comunitarios y su solución final debe ser manejada desde el punto de vista de las políticas dentro de las comunidades. Pero, entre tanto, hay mucho que usted puede hacer para ayudarse.

LAS RAZONES POR LAS QUE NO SE HACE EJERCICIO

Las encuestas nos indican que quienes llevan una vida sedentaria aducen varias razones para no hacer ejercicio.

1. El ejercicio requiere esfuerzo y me esfuerzo lo suficiente en mi trabajo.

2. El descanso es más importante que el ejercicio.

3. El ejercicio para adelgazar me puede hacer daño o me puedo lesionar.

4. El ejercicio es malo para el corazón.

5. Mi vecindario es peligroso, no puedo salir a caminar.

6. Prefiero hacer ejercicio en grupo, pero no conozco a nadie por aquí cerca.

7. No tengo tiempo ni dinero para ingresar a la YMCA o a un club, asociación o grupo.

8. No tengo quien cuide a los niños mientras hago ejercicio.

9. Ya tengo demasiadas cosas que hacer.

10. Estoy demasiado viejo y en muy mal estado físico

11. Mi pelo sería un desastre.

12. El daño ya está hecho. Me limitaré a tomar el medicamento.

Tal vez se vea reflejado en una o varias de las anteriores respuestas. Algunas de ellas son evidentemente falsas. Quienes hacen ejercicio en forma regular advierten que el ejercicio es exactamente lo contrario de una actividad que produzca estrés. Les permite tranquilizarse. Tanto el descanso como el ejercicio son importantes para la salud. El ejercicio deberá ser acorde a su edad y a su estado físico, es bueno para el corazón. Algunas de las otras respuestas son excusas bastante infundadas. Cierto, su vecindario puede ser peligroso, pero lo más probable es que pueda ir a un centro comercial o a un parque cercano a caminar por las mañanas. Sí, el ejercicio para adelgazar *puede* afectarlo, pero no será así si aprende a hacerlo como es debido, en un buen programa de ejercicios, siempre que no se exceda. Tener que cuidar al bebé puede ser un problema, pero en el peor de los casos, ponga al bebé un cochecito, sáquelo a pasear y esa será su forma de hacer ejercicio.

En cuanto a que se le dañe el peinado, debe estar bromeando. ¿Sería capaz de mirarnos a los ojos y asegurarnos que prefiere que se le dañe el corazón y no el pelo? No lo creo.

CÓMO ENCONTRAR UN PROGRAMA PARA USTED

Para los expertos, un buen programa de ejercicios significa actividad física intensa durante 30 minutos, al menos tres veces por semana. La forma como lo haga dependerá de su estado físico y de sus gustos. La lista, prácticamente interminable, de formas de hacer ejercicio, incluye:

- Correr

- Bailar

- Caminar a buen ritmo

- Nadar

- Jugar baloncesto

- Jugar tenis

- Hacer aeróbicos

En su gimnasio local encontrará programas en todas estas actividades y lo más probable es que haya varias agencias locales cerca de su hogar que ofrezcan programas de ejercicios. Sin duda encontrará una, si la busca. Estos grupos tienen la ventaja de enseñarle y fortalecerlo a la vez que son una fuente de placer y ejercicio con otras personas que hacen lo mismo. Para muchos, el lugar donde hacen ejercicio se convierte en un verdadero "club", donde se forjan amistades para toda la vida.

Un buen programa de ejercicio significa actividad física de moderada a fuerte durante 30 minutos al menos tres veces por semana.

Si elige la danza o un deporte de equipos, de nuevo, el beneficio será tanto físico como social.

Somos conscientes de que no todos pueden disfrutar del placer de hacer ejercicio en grupo. Si, por cualquier razón, esa posibilidad no está a su alcance, puede hacer ejercicio en su hogar. Vaya a una tienda de videos o a la biblioteca pública, consiga una de las muchas grabaciones de gimnasia que hay en el mercado. Examínelas y decida cuál es la mejor para usted. O levántese temprano y haga ejercicios con los programas de gimnasia de las estaciones de televisión locales.

Sea lo que sea, recuerde que debe comenzar poco a poco, debe permitir que su cuerpo vaya encontrando gradualmente su camino a un buen estado de salud. Comuníquele a su médico cualquier cosa que decida hacer a este respecto para que entre los dos puedan determinar cuál es el programa de ejercicios que más se adapta a sus necesidades, a su estado físico y a sus gustos.

Al comienzo, puede intentar ejercitarse durante 15 minutos tres veces por semana. Si, por cualquier razón, le parece demasiado, debe comenzar con sólo 5 minutos: por ejemplo, caminar alrededor de la manzana. Verá que, gradualmente, comenzará a mejorar su resistencia al ejercicio hasta llegar a su meta de 30 minutos tres veces por semana.

Caminar es un ejercicio ideal. Requiere algo de equipo especial, aunque no demasiado: Unos buenos zapatos para caminar y

¿CUÁNTAS CALORÍAS ESTÁ QUEMANDO?

Actividad	Total calorías/Hora
Caminar despacio (2,5 mph)	210–230
Caminar rápido (4,0 mph)	250–345
Trotar /6 mph)	315–480
Montar en bicicleta	315–480
Jugar baloncesto	480–625
Nadar	480–625

ropa que se adapte al clima. Quienes tienen el hábito de caminar, lo disfrutan en todo tipo de clima. Sólo hay que abrigarse lo suficiente cuando haga frío, estar protegido de la humedad cuando llueva y, naturalmente, si camina en invierno, deberá tener mucho cuidado de no resbalar.

Hay quienes prefieren caminar bajo techo. Los centros comerciales son lugares excelentes para hacerlo; las iglesias instan cada vez más a los fieles a hacer sus ejercicios allí, caminando alrededor de la iglesia.

Lo mejor del ejercicio es que los resultados se ven muy pronto. Al poco tiempo se dará cuenta de que fue lo mejor, tiene más energía y disfruta más sus comidas. ¡Es sorprendente!

Una vez que se "aficione" al ejercicio, es posible que encuentre otras formas de estirar las piernas. En lugar de ir en automóvil al mercado tal vez prefiera ir a pie y llevar unas cuantas bolsas de víveres a la casa, lo que representa un ejercicio excelente para las piernas y el tronco. En el trabajo tal vez decida estacionar en el extremo más distante del estacionamiento, o ir en el subterráneo y caminar unas cuantas cuadras extra. O tal vez use las escaleras en vez del ascensor. Lo hará porque esto lo hace sentir mejor.

El hecho de que sean tantos los que no hacen ejercicio se debe a nuestra cultura. El uso el automóvil nos ha vuelto así. También las computadoras y la televisión. La obesidad también es una característica de nuestra cultura, con las comidas rápidas que nos llaman desde cada esquina. Por lo tanto, nos movemos menos y comemos más grasas y otros alimentos nocivos.

UNA DIETA BALANCEADA

La Asociación Americana del Corazón recomienda que no más del 30 por ciento de las calorías diarias totales deben venir de la grasa. Eso equivale a aproximadamente 67 gramos. Si va a Burger King y se come una hamburguesa doble con queso, ya consumió los 67 gramos de grasa en esa sola comida. Imagine cómo suman esos gramos cuando come a deshoras todo el día.

No, no estamos haciendo campaña anticomida. Comer es uno de los placeres de la vida. (Vea la tabla de la página 99 para una lista de algunos de los refrigerios más comunes y sus contenidos "nutricionales").

Una dieta sana y balanceada incluye:

- Panes y cereales nutritivos (con una variedad de granos).

- Comidas bajas en grasa y altas en proteína, como pescado y pollo sin piel.

- Frutas y vegetales verdes frescos.

CONTENIDO DE GRASA, COLESTEROL, CALORÍAS Y SODIO EN LA COMIDA CHATARRA

Pasabocas (1 onza)	Grasa saturada (gramos)	Colesterol (miligramos)	Grasa total (gramos)	Calorías de grasa (%)	total Calorías	Sodio (miligramos)
Pretzels salados (1 oz son unos 5 pretzels por 3¼ x 2¼ x ¼ de pulgada	0.2	0	1.0	8	108	486
Palomitas de maíz, hechas con calor de aire, sin sal (1 oz equivale a aproximadamente 3½ tazas)	0.2	0	1.2	10	108	1
Hojuelas de tortilla bajas en grasa (light) con sabor a nachos	0.8	1	4.3	31	126	284
Hojuelas de maíz	1.3	0	9.5	56	153	179
Palomitas de maíz, hechas con aceite y sal (1 oz equivale a aproximadamente 2½ tazas)	1.4	0	8.0	51	142	251
Hojuelas de tortilla con sabor a nachos	1.4	1	7.3	47	141	201
Mezcla de pasabolas (trail mix) (1 oz equivale a aproximadamente ⅕ tazas)	1.6	0	8.3	57	131	65
Papas fritas	3.1	0	9.8	58	152	168

Reproducido de NIHLBI, "Step by Step: Eating to Lower Your Blood Colesterol" ("Paso a paso: Qué comer para reducir el colesterol en la sangre) (Febrero de 1999), p. 10.

Además, reducir las grasas, el azúcar y los alimentos fritos será muy benéfico para usted.

Una dieta balanceada le da más energía, le ayuda a mantenerse sano y le permite vivir una vida más larga. Por buena que sea la dieta es especialmente benéfica para una persona que tenga hipertensión y enfermedad cardiaca. Consumir alimentos con alto contenido de grasa y colesterol es malo para la salud. Intente preparar sus platos sin utilizar manteca o mantequilla o sin carnes grasosas y sin mucha sal. De lo contrario, reserve estas comidas más pesadas para épocas especiales como Navidad, Acción de Gracias o su cumpleaños. ¡Son platos deliciosos!

Si tiene presión arterial alta y es sensible a la sal probablemente su médico le habrá recomendado que reduzca el consumo de sal. En este capítulo vamos un poco más allá. Hablamos acerca de cómo consumir una dieta baja en sal pero, además, recomendamos formas para consumir una dieta más sana, en general. Para algunos, bajar el consumo de sal les ayudará a mantener su presión controlada. Comer una dieta baja en sal, y rica en vitaminas y minerales puede ayudar a prevenir la enfermedad cardiaca, especialmente si se hace ejercicio. (Visite el sitio web de Hilton, *www.hiltonpub.com* para recetas gratis.)

Desafortunadamente, algunos platos típicos de la comida latina, preparados como los preparaban los abuelos tienen, por lo general, un alto contenido de grasa y calorías. Son poco saludables. Duele el sólo hecho de pensar en tener que abandonar las delicias que nos han alimentado en cuerpo y alma durante tantos años. Pero la amarga realidad es que consumirlos nos está produciendo enfermedades del corazón. Nos está matando.

Las buenas noticias son que no hay que abandonar del todo la comida que nos gusta; sólo aprender a degustarla con menos fritos, menos grasa y menos sal. También debe evitar la comida chatarra y la comida rápida que, como ya lo hemos dicho, causa todo tipo de problemas.

Hay que permitir que la verdad nos dé energía. Si consumimos dietas altas en grasa, el resultado probablemente será obesidad, hipertensión y enfermedad cardiaca.

Pensamos que es posible hacer lo que hay que hacer, especialmente cuando descubrimos, como lo descubrirá usted más adelante en este capítulo, si podemos seguir comiendo platos deliciosos con el mismo sabor que los que preparaban nuestras madres pero más saludables.

BAJAR DE PESO

Desea perder peso y comenzar una dieta. Antes de hacerlo, consulte con su médico y pídale consejo. Si tiene seguro médico, tal vez pueda consultar a una dietista como parte de la cobertura de su plan de salud. Es probable que su médico le recomiende reducir gradualmente la cantidad de calorías que ha venido consumiendo y también que haga ejercicio. Así, es más probable que se mantenga fiel a la dieta, que la convierta en su estilo de vida y que mantenga un peso saludable. Si rompe la dieta un día, una semana o un mes, perdónese y vuelva a adoptarla. No la abandone, no se abandone.

Las dietas que prometen una pérdida de peso acelerada son inútiles. No se mantiene la pérdida de peso y a veces son simplemente nocivas para la salud. Hacer dietas drásticas y luego hacer y dejar de hacer dieta una y otra vez, cada vez con dietas distintas, puede ser un castigo para su organismo y puede implicar un riesgo para el corazón. Le recomendamos que las evite y que, en cambio, busque la asesoría de alguien que le ayude a adoptar buenos hábitos de alimentación como los que describimos aquí. Son hábitos que puede adoptar de por vida y compartir con su familia. Esa es una de las formas para hacer que la obesidad y la hipertensión dejen de ser uno de los principales problemas de salud a nivel nacional.

> Evite las dietas drásticas, procure, en cambio, adoptar buenos hábitos alimenticios.

Una última recomendación antes de pasar a analizar otros detalles: Si pretende permanecer fiel a una dieta saludable y perder peso, le recomendamos que lleve un diario de dieta, donde anote lo que come cada día y a qué hora. Es posible que también quiera llevar un registro donde incluya un renglón para anotar su estado de ánimo. A veces, el hábito del comer en exceso puede ser causado por el aburrimiento, el estrés o la soledad, la frustración o la ansiedad. Cuando se está más consciente del estado de ánimo es posible que resulte más fácil controlar el impulso de satisfacerse consumiendo cosas que no se necesitan.

Al observar su diario de dieta podrá ver si está consumiendo demasiadas calorías en comida chatarra y comida rápida. Su doctor o su dietista le pueden dar una tabla de alimentos con las correspondientes calorías para facilitar la elaboración del diario y hacer que los datos que allí se incluyan sean más exactos. Su médico puede también informarle acerca de las vitaminas, los minerales y las proteínas y es posible que usted quiera controlar también su ingesta de estas sustancias en su diario.

LA DIETA DASH

En 1997, el *New England Journal of Medicine* publicó un estudio llamado "Dietary Approaches to Stop Hypertension" ("Abordajes Dietéticos para Detener la Hipertensión") conocida como la dieta DASH, por su sigla en inglés. El estudio determinó que una dieta con bajo contenido de grasa y alta en fibras, frutas y verduras, ayudaba a reducir la presión sanguínea en personas de todas las razas. Fue un hallazgo sorprendente.

La dieta DASH demostró que podría reducir la presión arterial con la misma efectividad que algunos medicamentos para la hipertensión. Es por eso que la recomienda el Instituto nacional del corazón, pulmones y sangre. La dieta reduce calorías, grasa, colesterol y sodio. Al mismo tiempo, promueve el consumo de frutas vegetales, lácteos bajos en grasa y evita las grasas saturadas. Además, recomienda el uso de granos enteros, pollo, pescado y nueces.

Esta dieta, combinada con otros cambios en el estilo de vida y, de ser necesario, medicamentos, ha demostrado ser una forma efectiva de reducir la presión arterial. Su médico podrá darle más información sobre la dieta DASH. Además puede encontrar más información al respecto en el sitio web www.discoverfitness. com/The_DASH_Diet.html; o llamando al 800-575-WELL.

Algunas de las cosas que sugieren en la dieta DASH pueden ser nuevas para usted y su familia, por lo que tal vez deba introducirlas gradualmente. En poco tiempo, usted y su familia podrán comprobar que sus hábitos alimenticios han cambiado para bien sin que esto haya representado un trauma para nadie.

Aunque su médico puede indicarle cuántas calorías debe consumir, el plan general de la dieta DASH se basa en 2.000 calorías por día. El número de porciones de un determinado grupo de alimentos puede variar en comparación con los que aparecen en la dieta, según sus propias necesidades calóricas.

LA SAL

Si tiene presión arterial alta y es sensible a la sal, es muy importante reducir su consumo. Es posible que decida cambiar toda su dieta y adoptar la dieta DASH o algún otro programa. Pero si no está listo para hacerlo, hay un solo cambio que tendrá que hacer en su dieta y ese es reducir al máximo la sal.

Recuerde que los adultos no deben consumir más de 3.000 miligramos (mgs) de sal por día. Sin embargo, los fabricantes de alimentos en los Estados Unidos incluyen grandes cantidades de sal en sus productos, se encuentra en casi todo. Por lo tanto, la mayoría de los norteamericanos consumen mucho más de 3.000 a 4.000 mgs de sal por día. Es posible que su doctor le indique que baje el consumo de sal a 500 mgs por día. Si quiere reducir la cantidad de sal que consume al día, tendrá que tener mucho cuidado con los alimentos que elija comer.

La comida chatarra, la comida rápida, los alimentos preparados e inclusive muchas tortas y galletas listas para consumir, tienen un alto contenido de sal. Por ejemplo, si come una hamburguesa extradoble con queso, estará consumiendo 1.460 mgs de sal, lo que equivale a más de la mitad de su consumo diario recomendado. Si a esto le agrega papas fritas, estará consumiendo más de 3.000 mgs. Si pide un postre, ¡habrá superado por mucho esos 3.000 mgs! Lo mismo se aplica a las comidas rápidas como el pollo frito. Tiene buen sabor porque tiene un nivel muy alto de sal en la "receta secreta" del apanado. Esto, sin hablar de las enormes cantidades de grasa saturada y en alto número de calorías.

Quienes diseñan los menús de las comidas rápidas, no se preocupan de que sean sanas. Sólo les preocupa que tengan buen sabor, lo que *no* siempre significa que sean buenas para usted.

Recuerde que lo que quieren es tener utilidades. Lo que usted quiere es tener buena salud. Los restaurantes de comidas rápidas hacen intensas campañas publicitarias, por lo general con comerciales dirigidos a los niños. Pero no tenemos que seguirles el juego. Su propio juego es el mejor. La próxima vez que sienta la necesidad de comer comidas rápidas, recuerde que aunque parecen menús sabrosos y baratos, le pueden robar su salud.

Al comienzo le puede resultar difícil dejar los alimentos salados, en general. Pero probablemente cambie de opinión. Si deja de comer comidas rápidas y otros alimentos salados por dos meses, y después de ese tiempo se da el gusto de comerse una enorme porción de pollo frito, tal vez le sorprenda ver que ya no le agrada tanto. Sus papilas gustativas habrán cambiado y el exceso de sal le parecerá extraño al gusto.

Si pregunta a quienes consumen dietas bajas en sal, le dirán que el gusto cambia. También le dirán que disfrutan de la nueva y amplia variedad de hierbas y especias que han empezado a utilizar para reemplazar la sal.

Quienes diseñan los menús de las comidas rápidas, no se preocupan de que sean sanas. Sólo les preocupa que tengan buen sabor, lo que no siempre significa que sean buenas para usted.

RECOMENDACIONES PARA LOS ALIMENTOS
DE CONSUMO DIARIO

Grupo de alimentos	Porciones diarias (excepto cuando se indique lo contrario)	Tamaño de la porción
Granos y productos integrales	5–12	1 tajada de pan 1 taza de cereal listo para consumir* una taza de arroz, pasta o cereal cocido
Vegetales	3–5	1 taza de vegetales de hoja crudos Una taza de vegetales cocidos 6 onzas de jugo de vegetal
Frutas	2–4	1 fruta mediana Una taza de fruta seca Una taza de fruta fresca, congelada o enlatada 6 onzas de jugo de fruta
Productos lácteos bajos en grasa o sin grasa	2–3	8 onzas de leche 1 taza de yogurt 1 onza de queso
Carnes magras, pollo y pescado	3 o menos	3 onzas de carnes magras cocidas, pollo sin piel o pescado
Nueces, semillas y fríjoles secos	4–5 por semana	$\frac{1}{3}$ de taza o 1 onza de nueces 1 cucharada o 1 onza de semillas Una taza de fríjol seco cocido

Grupo de Alimentos	Porciones diarias (excepto cuando se indique lo contrario)	Tamaño de la porción
*Grasas y aceites***	Con moderación	1 cucharada de margarina blanda
		1 cucharada de mayonesa baja en grasa
		2 cucharadas de aderezo sin grasa para ensaladas (Light)
		2 cucharadas de aceite vegetal
Dulces	Uso limitado	1 cucharada de azúcar
		1 cucharada de jalea o mermelada
		Una onza de "jelly beans"
		8 onzas de limonada

* Los tamaños de las porciones varían. Vea los datos nutricionales del producto en la etiqueta.

** El contenido de grasa cambia. Lea cuidadosamente las etiquetas para saber cuánta grasa hay en los alimentos y el aceite que consume.

CÓMO REDUCIR EL CONSUMO DE SAL

Una buena forma de empezar es dejar de agregar sal a la comida una vez que esté ya servida en la mesa y mientras la está cocinando. Tenga en cuenta que también hay un alto contenido de sal en la salsa de soya, los aderezos para ensalada que vienen ya preparados y en muchas mezclas picantes y con especias para condimentar. Puede reducir fácilmente su consumo de sal y consumir alimentos más sabrosos si prepara sus propios aderezos para ensalada y elige y agrega sus propias especias. Tal vez le gusten los pimentones picantes (sólo en pequeña cantidad) para agregar sabor. La albaca y el orégano tienen un sabor fuerte y agradable. Poco a poco, sus papilas gustativas se irán acostumbrando a la reducción de la sal y empezará a disfrutar otros sabores de los que se había estado perdiendo.

Si tiene algún alimento favorito que simplemente no pueda dejar, como su pan favorito para tostadas, por la mañana, intente consumirlo en menor cantidad. Coma sólo una tajada de su pan favorito y una de un pan más bajo en sal y permanecerá dentro del límite del consumo diario de sodio que debe tener. Con el tiempo, es posible que pueda dejar también sus alimentos favoritos, porque le parezcan demasiado salados.

Si reduce la sal con la que cocina, deja de consumir alimentos salados ya preparados y no consume comidas rápidas, pronto alcanzará la meta, la que haya fijado con su médico.

Lea las etiquetas de los alimentos. Allí se indica la cantidad de sal que contiene cualquier alimento ya preparado que compre. Se sorprenderá de ver que sólo una o dos porciones de muchos alimentos contienen más de 1.000 mgs de sodio. Los alimentos en los que hay que comprobar con atención la cantidad de sal/sodio incluyen:

- Los cereales para el desayuno
- Las carnes frías
- El queso
- El pan
- Las galletas

GUÍA PARA LAS ETIQUETAS DE LOS ALIMENTOS

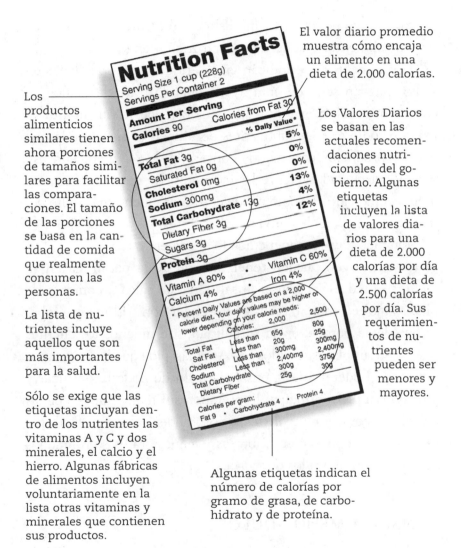

El valor diario promedio muestra cómo encaja un alimento en una dieta de 2.000 calorías.

Los productos alimenticios similares tienen ahora porciones de tamaños similares para facilitar las comparaciones. El tamaño de las porciones se basa en la cantidad de comida que realmente consumen las personas.

La lista de nutrientes incluye aquellos que son más importantes para la salud.

Sólo se exige que las etiquetas incluyan dentro de los nutrientes las vitaminas A y C y dos minerales, el calcio y el hierro. Algunas fábricas de alimentos incluyen voluntariamente en la lista otras vitaminas y minerales que contienen sus productos.

Los Valores Diarios se basan en las actuales recomendaciones nutricionales del gobierno. Algunas etiquetas incluyen la lista de valores diarios para una dieta de 2.000 calorías por día y una dieta de 2.500 calorías por día. Sus requerimientos de nutrientes pueden ser menores y mayores.

Algunas etiquetas indican el número de calorías por gramo de grasa, de carbohidrato y de proteína.

Nota: Los números que aparecen en las etiquetas de datos nutricionales pueden ser aproximados.

- Los pasteles

- Los dulces

Su médico podrá darle una lista de alimentos que debe evitar y de alimentos que debe procurar incluir en su dieta.

Los alimentos que indican en la etiqueta que son "bajos en sodio" pueden serle de gran ayuda cuando trate de reducir su consumo de sal. Son tantas las personas que llevan una dieta baja en sodio que los fabricantes de alimentos han tenido que diseñar productos con menos contenido de sal. Pero aún así, puede leer cuidadosamente las etiquetas. Lo que un fabricante defina como bajo en sodio puede contener mucho más sodio del necesario o del que le conviene.

También hay que tener cuidado al comer en restaurantes. Los platos que sirven pueden tener más sal de la permitida en su dieta, si usted es sensible a la sal. Cuando salga a comer, pida platos bajos en sodio o "sanos para el corazón". El mesero sabrá lo que desea porque, en la actualidad, son muchos los clientes que piden sus platos servidos así. Además, pida que le traigan por separado el aderezo de la ensalada a fin de poderlo dosificar y pida que su plato principal lo preparen sin mantequilla, apenas en muy poco aceite de oliva. Se sorprenderá al ver lo fácil que resulta poder comer cosas sabrosas y menos grasosas en muchos de los restaurantes a los que vaya.

CONSUMA MENOS DULCES

Los dulces, las galletas, las gaseosas, las tortas y los postres deben comerse de vez en cuando, no de forma habitual. Por lo general están llenos de calorías, grasa, azúcar y sal y no tienen prácticamente vitaminas ni minerales. Por eso se conocen como "caloráis vacías". Le dan una sensación de saciedad sin aportarle muchas de las vitaminas y minerales que requiere. Con el tiempo, una dieta basada en galletas y dulces todos los días lo dejará sin las vitaminas y minerales que requiere y pueden llevar a una deficiencia de estos elementos esenciales.

Las gaseosas en especial son muy malas. Están repletas de azúcar, calorías y sales fosfatadas. Las sales fosfatadas impiden que el organismo absorba el calcio, el mineral que fortalece los dientes y los huesos. Las sales fosfatadas son especialmente nocivas para las mujeres, que, por lo general, no consumen suficiente calcio, para ayudar a evitar la osteoporosis. Con prácticamente cualquier gaseosa hay una sensación de saciedad, pero no es el mejor alimento para el organismo. Además, todos los dulces son muy dañinos para los dientes, especialmente para los de los niños.

Cuando se reduce el consumo de dulce en la dieta se eliminan calorías y lo más probable es que pueda perder peso. Eso es bueno tanto para la hipertensión como para la salud en general.

REDUCIR LOS DULCES

Si quiere reducir el consumo de dulces, comience por no llevarlos a su casa. Evite cualquier dulce que lo domine. Ese que simplemente no puede dejar de comer. Trate de reducir el dulce poco a poco. Durante unas semanas, elimine las galletas que consume por la tarde, pero siga consumiendo esa porción de tarta después de la comida, después, reduzca el consumo de tarta a sólo tres noches por semana. Después de unas dos semanas reserve la torta para una noche especial a la semana. Verá que así la disfruta aún más.

Consuma fruta, jugo de frutas, jugo de vegetales bajo en sodio, frutas secas y galletas integrales en lugar de dulces.

Se sorprenderá de lo fácil que es disminuir el consumo de dulce si hace ejercicio. El ejercicio sirve para sincronizar todo su cuerpo. Es posible que a medida que haga ejercicio cambien sus gustos y empiece a buscar el tipo de alimentos que su cuerpo requiere, como frutas y galletas integrales.

Si le cuesta demasiado trabajo reducir el consumo de dulce, coménteselo a su médico, quien podrá recetarle suplementos de vitaminas y minerales.

CONSUMA FRUTAS Y VEGETALES

Al reducir el consumo de vegetales, enlatados y congelados y preferir alimentos frescos, no solamente reducirá su consumo de sodio sino que aumentará la cantidad de vitaminas, minerales y fibra en su dieta.

En los vegetales y las frutas frescas hay muchas vitaminas y minerales, en especial en los que tienen colores más brillantes: la lechuga de hojas verde oscuro, col rizada, vegetales de hoja verde, el brócoli, las zanahorias y las naranjas, y las bananas amarillas, por ejemplo. Si aún no consume alimentos frescos, comience a introducirlos poco a poco en su dieta, incluyendo una porción grande de vegetales cada día.

Intente consumirlos como pasabocas para reducir su consumo de galletas, papas fritas y dulces.

LOS SUPLEMENTOS VITAMÍNICOS

Debido a que el estrés y algunos medicamentos para reducir la presión arterial alta pueden disminuir o agotar las vitaminas y minerales en el organismo, tal vez tenga que centrarse no sólo en la dieta sino también en recibir la cantidad adecuada de vitaminas. Éstas se obtienen de forma natural en el trigo entero y otros productos integrales, aunque su doctor puede prescribirle suplementos. Normalmente se recomiendan suplementos como el calcio, el magnesio y el potasio para las personas hipertensas, son minerales importantes que ayudan a controlar la presión arterial alta.

Es posible que su médico le recomiende suplementos vitamínicos. Antes de iniciar un plan de suplementos vitamínicos consúltelo con su médico, quien podrá indicarle las posibilidades y los riesgos de una sobredosis de vitaminas y podrá asegurarse de

CONTENIDO DE FIBRA EN LOS ALIMENTOS

Alimentos	Porción	Fibra (gramos)
Arveja verde	½ taza	5,2
Frijol pequeño	½ taza	4,5
Manzana sin pelar	1 pequeña	3,9
Albaricoques sin pelar	2 medianos	1,5
Pan de trigo integral	1 tajada	2,7
Brócoli	½ taza	2,4
Arroz integral cocido	1 taza	2,4
Arroz blanco cocido	1 taza	2,4
Habas verdes pequeñas	½ taza	1,4
Lechuga	½ taza	0,5

que su plan de vitaminas se adapte a su estado de salud. Las mujeres embarazadas deben tener especial cuidado de no exagerar el consumo de vitaminas.

NO CONSUMA ALIMENTOS FRITOS

Los alimentos fritos, con mucha grasa, pueden ser deliciosos, pero son también muy nocivos. Tiene una cantidad enorme de calorías innecesarias y a veces también toxinas y venenos. Los aceites para freír tienden a cambiar su composición química cuando se utilizan más de una vez. El cambio es tan grande que nuestros organismos reconocen el aceite y reaccionan a él como si se tratara de una sustancia tóxica o venenosa. Recuerde que es más que todo en los restaurantes de comidas rápidas donde se encontrará con las grasas sometidas a estos cambios.

Por ésta y otras razones, conviene evitar los alimentos fritos. Deberán ser cosas que se consuman muy ocasionalmente, en ocasiones especiales, tal vez una o dos veces al año. Otra razón para evitar los alimentos muy grasosos es que, por alguna razón, ¡donde hay grasa hay sal!

> Conviene evitar los alimentos fritos en gran cantidad de aceite.

Cuando cocine en casa, saltear, cocinar al vapor, hornear o utilizar el microondas con una mínima cantidad de aceite de girasol, aceite de canola o aceite de oliva reemplazará las frituras.

La mantequilla y la manteca deben usarse en cantidades mínimas, en especial si se tiene enfermedad cardiaca o daño de las arterias, además de presión arterial alta. La grasa animal tiende a acelerar la obstrucción de las arterias, y lo que queremos es lo contrario, empezar a comer y a llevar una vida que permita que nuestros corazones y nuestras arterias tengan la mejor posibilidad de funcionar bien.

Al controlar la hipertensión mediante un cambio en los hábitos alimenticios tendremos la promesa de una vida más prolongada. No es necesario eliminar del todo las grasas, sólo hay que consumir una dieta balanceada y saludable. Se puede comer y disfrutar de los alimentos y descubrir sabores y acentos insospechados en lo que comemos. Sólo hay que saber hacerlo y convencerse de que se hace por uno y por la familia.

EL ALCOHOL

Es posible que su médico le recomiende que limite el consumo de alcohol. Si está en un grupo social que bebe habitualmente, tal vez se sienta extraño al comienzo al no tomarse una cerveza o no beber con sus amigos. Si son buenos amigos, dígales que tiene hipertensión arterial y pídales su apoyo. Si no lo puede decir o si no quiere que lo sepan, sería mejor que reconsiderara el tipo de amigos que frecuenta.

Hay muchas otras cosas que puede beber, incluyendo las bebidas sin alcohol, el jugo de frutas, y el agua mineral baja en sodio.

Si cualquiera de estas alternativas le resulta muy difícil y si no puede dejar de beber o beber en menor cantidad, definitivamente debe buscar ayuda. Esto no debería ser demasiado difícil. Si lo es, quiere decir que tiene un problema que se conoce como abuso de sustancias y necesitará ayuda para resolverlo.

> Diga a sus amigos que tiene presión arterial alta y pídales su apoyo.

No olvide que si bebe en un bar, probablemente querrá comer algunas de esas cosas que ofrecen en los bares para acompañar la bebida. Olvídelo. Son cosas que, por lo general, están repletas de sal y calorías.

EL CIGARRILLO

Si fuma y ha querido dejar de fumar, ha llegado el momento de hacerlo. Si tiene hipertensión, no debe fumar ni debe vivir con nadie que fume. *Usted y/o su pareja deben dejar de fumar.* Su médico le dirá de varios productos disponibles para ayudarle a dejar el cigarrillo, como la goma de mascar de nicotina, los parches de nicotina y la hipnosis.

La nicotina es altamente adictiva. Muchos que han intentado o intentan dejar de fumar han constituido grupos de apoyo. Su médico o su asociación pulmonar local podrá decirle dónde encontrar grupos de ayuda en su área. Para mayor información, comuníquese con la Asociación American a del Cáncer (http://www.cancer.org) o la American Lung Asociación Americana del Pulmón (http:www.lungusa.org).

Sus pulmones sanarán, sólo tiene que darles la oportunidad.

Aunque dejar de fumar es difícil, trate de no darse por vencido. Recuerde que aún si ha fumado toda su vida, dejar de hacerlo le permitirá llevar una vida más sana. Una vez que haya dejado de fumar sus pulmones empezarán a recuperarse de inmediato. Su probabilidad de morir de infarto será 50 por ciento menor después de un año de haber dejado de fumar. A los cinco años, habrá disminuido aún más. A los quince años, sus probabilidades de morir de cáncer de pulmón son las

CÓMO CONTROLAR LOS SÍNTOMAS DE ABSTINENCIA DEL CIGARRILLO

Síntoma de abstinencia	Cosas que puede hacer en vez de fumar
Deseo de fumarse un cigarrillo	Haga otra cosa, respire profundo varias veces; dígase, "No lo hagas".
Ansiedad	Respire despacio, profundo, no consuma bebidas que contengan cafeína; haga otras cosas.
Irritabilidad	Salga a caminar; respire despacio y profundo, haga otras cosas.
Problemas para conciliar el sueño	No consuma bebidas con cafeína en la tarde, no tome siesta durante la tarde, imagine algo relajante, como alguno de sus lugares favoritos.
Falta de concentración	Haga otra cosa; saga a caminar.
Cansancio	Haga ejercicio; descanse lo necesario.
Mareos	Siéntese o acuéstese cuando sea necesario; recuerde que ese síntoma desaparecerá.
Dolores de cabeza	Descanse; tome analgésicos suaves según sea necesario.
Tos	Beba agua a pequeños sorbos.
Estreñimiento	Beba mucha agua; consuma alimentos ricos en fibra como vegetales y frutas.
Hambre	Consuma comidas bien balanceadas, coma entre comidas alimentos bajos en calorías; beba agua fría.

Tomado del Instituto Nacional de la Salud, Instituto Nacional del Corazón, Pulmones 4 Sangre, "Nurses: Help Your Patients Stop Smoking," enero de 1993.

mismas que las de alguien que jamás haya fumado. Sus pulmones sanarán. Sólo tiene que darles la oportunidad.

EN POCAS PALABRAS

- Tomar sus medicamentos a hora fija, según un horario definido, cambiar la dieta y cambiar su estilo de vida cuando sea necesario podrán parecer cambios muy grandes, pero otros los han hecho y como resultado han llevado vidas más felices. También usted podrá lograrlo.

- De usted depende cambiar, pero debe estar listo, debe saber que el cambio representará grandes beneficios, incluyendo una vida más larga.

- Comenzar un programa regular de ejercicios puede ser el cambio más importante que haga en su vida.

- Para cada persona que sea capaz de mover un músculo, hay un ejercicio adecuado.

- Una dieta sana puede ser tan sabrosa como una que resulte nociva para su salud.

- Las dietas con exceso de sal, compuestas principalmente de comidas rápidas y alimentos fritos son dietas peligrosas.

- Las frutas y los vegetales frescos son buenos para usted.

- Los granos enteros también son buenos para usted.

Capítulo siete

Cómo aliviar el estrés

Mientras se vestía, Ramón Linares seguía elevado por la ola de felicidad que había experimentado cuando su cardiólogo le dijo que podría irse a casa. Había estado en el hospital durante cinco días recuperándose de un infarto bastante severo y durante todo ese tiempo había tenido miedo de pensar que tal vez tendría que someterse a una cirugía. Ahora que el Dr. Gant había estudiado los exámenes de laboratorio de Ramón, había decidido que Ramón no necesitaba cirugía de bypass. "Para lo que usted tiene, Ramón, será suficiente tratarlo con medicamentos. La hipertensión arterial no tratada fue en parte la razón por la cual tuvo el infarto. Ahora, sólo con medicamentos, y con algunas mejoras en la dieta y algo de trabajo para reducir el estrés, podrá mantenerse lejos del cirujano".

Ramón nunca había sentido tanto amor por la vida como el que sentía en este momento. Era un hermoso día, estaba vivo y su esposa llegaría en cualquier momento, además, se iría a casa. Pero sabía que si quería mantener todas esas cosas maravillosas, tendría que cambiar su estilo de vida.

Ramón era un buen abogado que gozaba de éxito en el campo de la política. Justo antes de enfermarse, había estado muy preocupado pensando si debería postularse o no para el congreso, con lo mucho que esto le exigiría en tiempo y dinero. Claro está, que con una hija en la universidad y la otra a punto de graduarse del colegio para entrar también a la universidad, el dinero era una de sus constantes preocupaciones. Pero más que eso, le preocupaba tener que ocultar algo más: la sensación de que no estaba preparado para ese trabajo.

Ramón recordaba cómo, después de apenas dos horas de sueño, había conducido al salir de una reunión tarde en la noche y había tenido una descarga de adrenalina. Conduciendo a velocidades de hasta 95 millas por hora, había pasado a todos los automóviles que había encontrado en el camino y cuando por último se detuvo frente al garaje de su casa, a las tres de la mañana, sintió esa sensación de victoria. Había ganado otra carrera y en realidad soñó que veía la bandera de la victoria ondeando ante sus ojos.

Pero ahora Ramón sabía que aunque mientras conducía el automóvil algo lo estaba impulsando, no podría decir, en este momento de su vida, si la base del problema eran sus raíces hispanas o algo totalmente diferente, y el no saberlo era simplemente otro nivel más de la misma intranquilidad que estaba experimentando.

Sabía lo suficiente acerca de la historia de cómo son recibidos las personas de otras étnias en la política norteamericana como para pensar que su origen fuera la razón principal de ese sentimiento de ineptitud. Sin embargo, conocía lo suficiente a los seres humanos como para comprender que, bajo todas las máscaras que suelen utilizar para esconderlo, todos tienen ese mismo temor a la ineptitud. Entonces, no se trataba de saber cómo desechar ese sentimiento y ese temor si no cómo manejar el estrés y utilizarlo en beneficio propio.

Cuando salió del consultorio del Dr. Gant, Ramón ya se había prometido que aprendería todo lo que hubiera que saber para controlar esa incesante voz negativa y librarse de una vez por todas de ese constante estrés interior.

Lo que podemos aprender de la historia de Ramón

- *El estrés y la ira pueden empeorar la presión arterial alta.*

- *Ser una minoría en América puede producir estrés debido a los prejuicios raciales y la intolerancia en la vida diaria.*

- *Se puede hacer frente al prejuicio y se pueden aprender formas de vivir con él.*

- *Los planes para el manejo del estrés, elaborados en colaboración con su médico, pueden ayudar a reducir la presión arterial alta.*

EL ESTRÉS DE TODOS LOS DÍAS

Gracias a la investigación, ahora sabemos mucho acerca del estrés. Por una parte, el estrés es un mal social que representa grandes costos en términos de enfermedad y pérdida de productividad. En una escala más humana, para muchos de nosotros, el estrés significa un sufrimiento físico real. Para muchos más, significa que la vida ha perdido su atractivo porque la experiencia les llega a través de una cortina de preocupación o ansiedad.

Tener que vivir día tras día con uno mismo y con los problemas asociados con los parientes y amigos sumados al trabajo, es algo que produce mucho estrés; no hay forma de evitarlo. Es algo que para todos viene con el territorio —ya se trate de personas americanas o latinas, ricas o pobres. El interrogante es, entonces, tal como se lo preguntaba Ramón Linares: ¿Cómo aprender a convivir con él?

Inclusive las personas que parecen totalmente tranquilas y felices tienen estrés en sus vidas. Con frecuencia, viven con grandes problemas. Debido a que han aprendido a manejar el estrés, difieren de ese otro grupo de personas que viven constantemente preocupadas y que rápidamente se enfurecen o se ponen frenéticas a causa del cóctel margarita de esa noche.

> Las personas tranquilas manejan el estrés en su vida de manera que les resbala como suave lluvia.

Las personas tranquilas manejan el estrés en su vida de manera que les resbala como suave lluvia. Parece que algunos de nosotros hubiéramos nacido conociendo este secreto. Otros, y también usted puede ser uno de ellos, han aprendido a manejar el estrés. También usted puede ser uno de los que no se inmutan por los detalles pequeños y saben manejar también los grandes.

En este capítulo ofrecemos sugerencias para reducir los efectos nocivos del estrés en su vida.

IDENTIFICAR EL ESTRÉS

Lo primero que hay que hacer para manejar el estrés es identificar cuándo y por qué se produce. Es muy fácil señalar lo evidente, lo que nos irrita o las situaciones molestas. Tenemos prisa por llegar a alguna parte y el automóvil que tenemos al frente se queda quieto después de que el semáforo cambia a verde. El conductor está tan concentrado en su conversación por el teléfono celular que se le olvidó que estaba en un automóvil. Usted le toca la bocina, pero él no arranca. O el tenderso le deja esperando porque no deja de conversar sin fin con otro cliente. O su cónyuge llega a casa de mal humor. Usted puede terminar la lista.

Sin embargo, hay muchas otras situaciones, menos evidentes, que nos producen estrés. Con frecuencia se acumulan una sobre otra. Si las cosas llegan a lo peor, puede llegar a casa al final de cada día sintiéndose "agotado por el estrés".

Bien, saber es equivalente a tener el poder, especialmente cuando de uno se trata. Sepa qué es lo que le disgusta. Si le cuesta trabajo definir las causas de su estrés (lo que los profesionales llaman los "factores estresantes"), pregunte a su cónyuge, a sus parientes cercanos o a sus mejores amigos qué piensan al respecto. Se sorprenderá de lo dispuestos que estarán a darle sus opiniones. Es posible que le digan: "Siempre estás estresado cuando vuelves de una de esas reuniones", o "Desde que empezaste a tomar esa ruta para ir al trabajo te ves terrible cuando sales del automóvil".

> Identifique lo que le irrita y comenzará a tener el control.

Tal vez desee llevar un diario de estrés durante una semana, anotando todas las cosas que le ponen los pelos de punta, y la forma como reacciona ante esas situaciones. Es una forma de llegar a la raíz del problema del estrés.

Al repasar su diario durante el fin de semana, puede llegar inclusive a reírse y a decir: "¿Por qué reaccioné en semejante forma a algo tan insignificante?". Pero aún si no se ríe, una vez que sepa qué es lo que lo irrita, podrá comenzar a tomar el control.

CÓMO DARLE LA VUELTA AL ESTRÉS

Muchos hemos aprendido a manejar los factores estresantes menores del día a día. Los aceptamos como pequeñas irritaciones que simplemente enfrentamos en el proceso de vivir la vida. Respiramos profundo y seguimos adelante. Pero siempre hay una o dos situaciones tontas que, por alguna razón, nos enfurecen. Parece como si tuvieran nuestro nombre escrito en ellas. Cada vez que ocurren, estallamos como una granada y, una vez más, permitimos que nos arruinen nuestra hora o inclusive todo nuestro día.

La próxima vez que se encuentre a punto de estallar de ira, o disgusto, procure controlarse. Tómese un momento para pensar antes de actuar. Tome el control: dé un giro positivo a sus pensamientos o intente recurrir al humor.

La risa es la mejor cura para el estrés. No lo dude, ríase de la situación. Así, ahorrará energía para los grandes problemas de la vida que realmente merecen su atención. Ese es uno de los problemas del estrés constante: Dedicamos tanto tiempo a pequeños factores que nos irritan que casi no nos queda tiempo libre para considerar los problemas más grandes y más graves y, por la misma razón, también nuestros importantes placeres. Quedamos "extenuados" por las pequeñas cosas. La risa nos ayuda a ver la verdad de las situaciones: los pequeños problemas son sólo eso: pequeños.

Cuando Ramón empezó a llevar su diario de estrés, se dio cuenta de que los malos conductores lo enloquecían y hacían que su mente se desbocara por ese camino negativo. Un mal conductor que encontrara en su camino instantáneamente representaba todo lo que anduviera mal en el mundo de Ramón. "Claro, esto tenía que pasarme a mí", pensaba Ramón. "Las cosas nunca jamás salen como yo quiero". Era como si alguien hubiera puesto a los malos conductores en su camino sólo para disgustarlo. Era como si todo el mundo estuviera en su contra. Una vez que ese sentimiento lo dominaba, Ramón estaba perdido. Se sentía horrible consigo mismo y con el mundo. ¡Todo por un mal conductor!

Después de su infarto, Ramón comenzó a experimentar. Cuando se encontraba con un mal conductor se obligaba a recordar que no tenía nada que ver con él. Pensaba en las demás personas con las que se cruzaría ese conductor encontraría durante el día. Y se reía de todas las furias y caos que ese mal conductor iba a causar. Después de reírse, Ramón ya estaba dispuesto a vivir la vida que se había propuesto, una vida mejor.

Esta "modalidad de irritación" es una en la que muchos caemos. Entre más nos dejemos llevar por esa forma de pensar, más daño mental, corporal y espiritual nos haremos. Lo contrario es también cierto: entre más control tengamos y más nos acordemos de no tomar estos pequeños problemas tan a pecho, en forma tan personal, tendremos más fortaleza de mente, cuerpo y espíritu.

Estos son otros consejos para manejar el "estrés del momento":

Aprenda a respirar tranquilo y profundamente cuando se enfrente al estrés. Esto tranquiliza tanto el cuerpo como la mente. Cuente sus respiraciones para ayudarse a respirar más lento. No hay suficiente investigación como para poder decir que las técnicas de relajación reducen definitivamente la presión arterial alta, pero sí sabemos que pueden reducir y controlar el efecto que tiene el estrés en nosotros.

Si siente que se está poniendo tenso, relaje los músculos que sienta rígidos, empiece con el mentón y vaya descendiendo hacia los hombros, la espalda, los brazos y las piernas. Le sorprenderá ver cómo puede cambiar su estado de ánimo.

Sonreír también ayuda. Es un viejo truco de nuestro cuerpo. Piense en algo gracioso o en una situación alegre y permítase sonreír al hacerlo. Si procuramos estar contentos o pensamos en cosas alegres, la felicidad viene por añadidura. Ensáyelo.

Si ha tenido una experiencia estresante, tómese un corto descanso y salga a caminar o camine por los corredores de su oficina. Cambiar inmediatamente de lugar es algo que puede hacer maravillas para ayudarlo a olvidarse de lo que ocurrió. Permita que su cuerpo le ayude a librarse del estrés. Al caminar, su cuerpo se oxigenará mejor y, con el movimiento de sus piernas y sus brazos, comenzará a calmarse física y mentalmente. Permita que su mente acepte la situación estresante. Pero limite el tiempo. Después de unos minutos oblíguese a centrar su atención en lo que lo rodea, la gente, los árboles, las noticias del día. Comenzará a relajarse. Estas caminatas le resultarán enormemente refrescantes. Si realmente quiere alejarse de sus problemas, vaya a u parque donde haya niños. Verlos jugar y oírlos reír puede ser una medicina maravillosa. Si no encuentras niños, observe a los jóvenes que estén jugando baloncesto en el parque de la esquina. Observe un cachorrito que juguetea. Todo eso puede contribuir a tranquilizarlo y a reducir su nivel de estrés.

EL DESCANSO COMO PARTE DE SU VIDA

A veces, nuestras vidas se vuelven tan complicadas, tan exigentes y tan llenas de tensiones que ya no hacemos lo que hacíamos antes para divertirnos y descansar. Sin darnos cuenta, podemos a veces abandonar justamente las actividades que hacen que nuestra vida sea más tranquila, las que podrían ayudarnos a bajar la presión arterial.

Sepa cuáles son las actividades que disfruta y que lo tranquilizan. Haga una lista de las diez actividades más importantes. Tal vez son cosas que antes hacía pero que ya no hace. No importa. Anótelas de todas formas. Cada uno tendrá una lista diferente. La suya puede incluir:

> Sepa cuáles son las actividades que disfruta y que lo tranquilizan.

- Sentarse tranquilamente a escuchar música.

- Practicar deportes.

- Cuidar el jardín.

- Bailar.

- Cantar en el coro.

- Ir a estudiar la Biblia o dar clases de religión los domingos en la Iglesia.

- Tocar algún instrumento musical o cantar, solo o en grupo con amigos.

- Leer novelas de misterio.

- Cocinar.

- Jugar billar.

- Simplemente caminar por el vecindario y disfrutar la vista.

Haga su lista y luego reanude esas actividades que más le gustan. ¿Que no tiene tiempo? Búsquelo. Hágalo porque le conviene. ¡Tiene nuestro permiso! Ahora, dese usted permiso. Recuerde que el tiempo que dedique a aprender o a volver a aprender a descansar es tiempo que sus amigos y su familia le agradecerán, porque notarán el cambio. Es posible que tenga la ventaja adicional de ver cómo desciende su presión arterial.

EL EJERCICIO

Para muchos, el ejercicio es una excelente forma de librarse del estrés. Caminar durante la hora de almuerzo o después del trabajo, ir a nadar a una piscina, o ir a un juego de baloncesto puede ser un descanso para la mente y el cuerpo. Como ya lo hemos dicho, el ejercicio es una forma muy efectiva de reducir la presión arterial.

Está el yoga, como una alternativa al ejercicio tradicional. Hay muchos libros y grabaciones sobre el tema. El yoga puede ayudarle a centrarse, a librarse de las preocupaciones, a relajarse y a estirar los músculos.

La terapia de masajes también puede ser benéfica. Hay masajistas terapéuticos licenciados en la mayoría de los estados. Hay inclusive clases en los centros comunitarios locales de todo el país donde le enseñan a hacer masajes.

¡SEA CREATIVO!

Los pasatiempos y aficiones creativas son alimento para el alma y nos ayudan de forma excepcional a encontrarnos con la persona que realmente somos. Nos dan también el control de muchas de las demás áreas deficientes en nuestras vidas. (Esto se aplica igualmente al ejercicio.) Con frecuencia, cuando decidimos dar salida a nuestra creatividad, toda nuestra vida mejora. Encuentre una actividad creativa que le agrade. Tome clases de dibujo, aprenda a tejer o aprenda carpintería. Aprenda a cocinar. Aprenda a tocar guitarra u otro instrumento musical. Reúnase con unos amigos y forme un grupo de escritores. ¡Sea creativo, participe!

LA SOCIALIZACIÓN

La peor forma de sufrir el estrés es en soledad. El estrés puede significar centrarse totalmente en uno mismo, deprimirse y sentirse inútil. Por eso, quienes lo padecen suelen retraerse y alejarse de su familia y sus amigos. Además, sus comportamientos hostiles pueden hacer que los demás se alejen de ellos. Pero, después de todo, *somos* animales sociales y hay varias formas de reanudar las amistades y restablecer el contacto con los demás. Entre otras:

Llamar a los amigos para salir a comer o cocinar juntos. Todos sabemos lo fácil que es sentirse triste cuando no suena el teléfono. Bien, a veces es fácil salir de ese estado de aislamiento simplemente comunicándose con otros. Una tarde con los amigos puede recordarle lo mucho que el intercambio con otros puede mejorar su estado de ánimo.

Consiga una mascota. Esto tiene recompensas especiales. El amor que le dé a su mascota lo alejará de sus propios problemas y hará que se preocupe por otro ser vivo. Los estudios han demostrado que las mascotas como los gatos, los perros y los pájaros pueden reducir el estrés en nuestras vidas y darnos felicidad, a la vez que nos ayudan a vivir más tiempo.

A veces, cuando el estrés es abrumador, hablar con otras personas nos puede ayudar a ver las cosas con más claridad y a ponerlas en perspectiva. Recuerde que, muchas veces, cuando pasamos por momentos de estrés, lo que necesitamos en realidad no son los consejos. Es poder hablar con alguien de lo que nos pasa, para así poder empezar a encontrar la salida.

SEA COMUNICATIVO

Además, acostúmbrese a decir lo que piensa, a saber lo que quiere y a hacer lo que esté a su alcance por conseguirlo. Esto no significa que tenga que convertirse en una persona dominante y mandona. Significa que debe tener amor propio. Cuando exprese lo que piensa, verá que los demás le comunican también sus opiniones. Tal vez se dé cuenta de que va cambiando, o de que los demás cambian a medida que usted los guía. Inicie conversaciones. Establezca amistades. Es posible que haya perdido la práctica y esté oxidado. Pero en todos los aspectos de la vida, la práctica hace al maestro, y aunque no alcance la perfección, mejorará. Es cuestión de ensayar.

> Además, acostúmbrese a decir lo que piensa, a saber lo que quiere y a hacer lo que esté a su alcance por conseguirlo.

EL ESTRÉS EN EL TRABAJO

Como hemos visto, el estrés en el trabajo es un gran problema. Además, muchas veces no se puede hacer nada al respecto. Un cargo sin futuro, hacer lo mismo días tras día, bajo las órdenes perentorias (o a veces sarcásticas o racistas) del jefe, puede ser una verdadera pesadilla. A veces no queda más remedio que aprender nuevas destrezas o perfeccionar las que ya se tienen o buscar otro trabajo.

Pero con frecuencia puede hacer que las cosas mejoren para usted. Para la mayoría, lo que causa el estrés en el trabajo es la sensación de impotencia. Entonces, siempre que sea posible, participe como ciudadano activo en su lugar de trabajo. Haga preguntas y sugerencias. Y empiece a establecer buenas relaciones con sus compañeros. A veces esa conección puede ser el comienzo de un nuevo sentido de control.

Los expertos recomiendan tomar decisiones y tener una actitud de poder en el lugar de trabajo. Se preguntará: ¿Cómo hago para llegar de aquí a allá? Basta anotar el problema junto con una lista de opciones para resolverlo —incluyendo la opción de no hacer nada— puede ser un excelente inicio. Hay que incluir no solamente las soluciones evidentes sino también las ocultas; y hay que enumerar, para cada una de esas soluciones, la lista de ventajas y desventajas. A veces, mediante este ejercicio,

> Casi siempre es mejor actuar que no hacer nada.

se dará cuenta que los problemas que parecían no tener respuesta en realidad tienen varias soluciones. Considérelas individualmente, teniendo en cuenta que, si elije una y no funciona, puede optar por otra.

El simple hecho de buscar una solución tendrá en sí sus recompensas. Actuar en estas situaciones casi siempre es mejor que limitarse a no hacer nada; y a la vez, pensar las cosas despacio y de manera clara es ya de por sí una forma de acción.

Tener una idea clara de lo que se quiere es el primer paso para lograrlo. A veces nos dejamos hundir tanto por la depresión relacionada con el estrés que nos sentimos demasiado impotentes para hacer algo al respecto. En esa situación, cualquier acción es difícil. Para que las cosas vuelvan a marchar, intente elaborar una lista de las diez cosas que le gustaría hacer. Haga otra lista de las cosas que le gustaría que ocurrieran en su vida. Mantenga el enfoque y no pierda de vista el panorama global aunque, como lo dijera el Dr. Martin Luther King Jr., "la copa de la capacidad de soportar se desborde".

EL SUEÑO

Si el estrés le impide conciliar el sueño, debe corregir el problema. La falta de sueño aumenta el estrés, la irritabilidad, los cambios de ánimo y la propensión a las enfermedades. Normalizar su patrón de sueño debe ser una prioridad.

Esto significa abandonar los estimulantes, como el alcohol, la cafeína y la nicotina que lo mantendrán despierto y perturbarán su sueño. Adopte buenos hábitos para antes de irse a la cama. Si ve una película violenta antes de acostarse, lo más probable es que no pueda dormirse con facilidad. Busque formas de tranquilizarse antes de irse a la cama, lea algo que lo tranquilice o que lo haga sentir bien. Lea su Biblia o las lecciones de la clase de religión. Escuche música suave.

Cuando ya esté en la cama, elimine todos los obstáculos evidentes que impidan el sueño. Use tapones para los oídos para evitar los ruidos molestos. Relaje su cuerpo relajando los músculos rítmicamente: Primero los pies, y vaya ascendiendo por las piernas, el tronco, el tórax, el cuello, el mentón, las mejillas, la frente. Tense y relaje los músculos varias veces, si fuere necesario. Funciona.

Preste atención a su respiración. Procure que sea uniforme y lenta. Si su mente divaga, concéntrese de nuevo, despacio y lento, en la forma como aspira y expira.

Si nada de esto le da resultado, hay otras ayudas disponibles. Consulte a su médico y pídale que lo remita a una clínica del sueño donde podrá obtener tratamiento médico o tratamiento a través de retroalimentación. Si tiene problemas de sueño, la automedicación con medicamentos de venta libre puede ser peligrosa. Es mejor consultar con su médico.

LA MEDITACIÓN

La meditación es una práctica espiritual importante para el manejo del estrés. Millones de norteamericanos la han encontrado útil para tranquilizar el espíritu y permitirles disfrutar más plenamente los placeres de la vida. En la actualidad, es fácil encontrar centros de meditación en las principales ciudades y muchos de ellos ofrecen clases gratis o a bajo costo. Sin embargo, los principios básicos o las normas de la meditación son muy simples y usted los puede empezar a aplicar por sí mismo.

Busque un momento del día y un lugar que sea relativamente tranquilo, sin personas ni movimientos que puedan distraerlo o interrumpirlo. Siéntese en el suelo, sobre un cojín grueso, o sobre el piso, con las piernas cruzadas o en una silla con el espaldar recto. Manténgase derecho de modo que su espalda no quede contra el respaldo de la silla. Su columna, su cuello y la parte superior de su cabeza deberán estar alineadas como si alguien lo estuviera halando con una cuerda atada a la parte superior de su cabeza. En otras palabras, siéntese tan estirado como le sea posible.

Permanezca inmóvil, con sus manos colocadas sobre sus muslos con las palmas hacia abajo. Descanse también sus ojos, fíjelos en un punto en el piso a aproximadamente un metro y medio de distancia de donde se encuentre. Mantenga allí sus ojos pero sin enfocarlos ni forzarlos. Encuentre y sienta su respiración al nivel de su abdomen. Esto lo puede hacer sacando todo el aire al expirar y concentrándose en su respiración mientras inhala y exhala. Hágalo unas diez veces, hasta que haya encontrado su respiración. Después, continúe respirando normalmente, sin intentar respirar de ninguna forma especial, pero consciente de su respiración mientras entra y sale por sí sola.

Puede comenzar a meditar sentándose durante 10 minutos al día o durante 10 minutos dos veces al día e ir prolongando el tiempo a medida que se acostumbra a esta práctica. Ponga un cronómetro para que no tenga que estar mirando el reloj. Es más importante continuar practicando día tras día que sentarse por largos períodos de tiempo. Por ejemplo, siéntese 10 minutos cada día, al levantarse, en lugar de sentarse 30 minutos el lunes y luego no volverlo a hacer hasta el jueves.

Notará que cuando lo hace, su mente se libera de una incesante serie de imágenes, preocupaciones, planes, ensoñaciones e ideas, tanto buenas como malas. Suceden uno tras otro. Al comienzo puede sorprenderle el poder de la energía de su mente. Es lo que los budistas llaman "la mente del mono" o la "mente del saltamontes", por razones evidentes.

Sin embargo, la meditación capacita a la mente para pensar en esa interminable sucesión de imágenes e ideas como si fuera una película, sin que ninguna idea sea más importante que otra. Cuando encuentre que está quedando atrapado en sus planes para un determinado día, ya se trate de una cita, de preocupaciones acerca de sus hijos, de los planes de menús para las comidas, de los planes de las vacaciones, o de simples fantasías, ponga a todas estas cosas el rótulo de "para pensar" y vuelva a centrarse en su respiración y en el momento actual. Esto le ocurrirá una y otra vez durante esos 10 minutos. Simplemente retome de nuevo la concentración en su respiración y vuelva a centrarse en el momento presente.

El punto está en mantenerse alerta y relajado, dejando que los pensamientos fluyan libremente. A veces la meditación se considera, erróneamente, como una forma de "limpiar la mente". La mente no se limpia, pero aprenderá a verla desde otro punto de vista —aceptará todas las partes de su mente, los pensamientos "buenos" y los "malos", con equilibrio y calma.

GRUPOS DE APOYO

Mucho de lo que hemos venido analizando hasta ahora tiene que ver con las medidas para contrarrestar el estrés por nuestro propio esfuerzo. Sin embargo, a veces nuestros problemas nos superan. Es ahí cuando, afortunadamente, podemos recurrir a los profesionales en busca de ayuda. Por ejemplo, recomendamos muy especialmente los programas de doce pasos, como el de Alcohólicos Anónimos, y otros programas similares que ayudan a abandonar los malos hábitos y nos sanan de la vergüenza que nos llevó a depender de estas sustancias en primer lugar.

En un grupo de apoyo, se pueden compartir los sentimientos más dolorosos de vergüenza, culpabilidad y estrés sin temor a quedar mal. Cuando se oyen los testimonios conmovedores y a veces heroicos de los demás, podemos poner nuestra propia situación en perspectiva. Nos damos cuenta de que muchos están "peor" ¡por lo que no hay por qué sentirnos avergonzados! Los grupos de apoyo pueden ser muy útiles.

En la actualidad, casi todo el mundo puede encontrar un grupo de apoyo. Muchos hemos podido ver que poderse reír y poder llorar libremente con otros es una excelente medicina. Puede ser el comienzo del regreso al mundo social.

TERAPIA PROFESIONAL

Cuando todo lo demás falla, está la ayuda y la terapia profesional. Su médico o su director espiritual pueden recomendarle un asesor que le ayude. A veces basta con unas pocas sesiones, para cambiar su punto de vista en esa mínima proporción que le permitirá volver a una vida mejor. A veces requerirá más tiempo.

La terapia está disponible. Es un método del que se puede beneficiar. No espere para aprovecharla. Muy pocos hispanos han aprendido a aprovechar los beneficios de la terapia. Hagamos que eso cambie a partir de ahora, comenzando por usted. Si ha ensayado seriamente otros medios de aliviar el estrés y no ha logrado resultados, ensaye la terapia. A muchos les ha servido. Podría servirle a usted.

Nuestro punto es muy sencillo y lo repetiremos una vez más para asegurarnos de que quede claro: *Nadie tiene por qué llegar al borde de la desesperación por estrés, ira, miedo, racismo o falta de seguridad en sí mismo ¡Hay ayuda disponible!*

Aunque hemos sugerido estrategias que a muchos les han dado resultado para aliviar el estrés, no pretendemos presentar el problema como algo demasiado simple. Con frecuencia, la vida es injusta. Y ser inmigrante en Estados Unidos es algo que generalmente causa estrés. A veces, el estrés de la vida diaria parece abrumarnos. Por eso debemos tener presentes no sólo las estrategias, o las acciones, que hemos enumerado en este capítulo, sino también ese antiguo y poderoso adagio: "El día que lo hicimos todo bien fue el día que dejamos de luchar". Mantenga sus ojos fijos en el premio y no se rinda". Su buena salud es un premio por el que vale la pena luchar.

EN POCAS PALABRAS

- El primer paso para manejar el estrés es saber qué nos perturba.

- Se puede manejar el estrés:
  - pensando positivamente con buen sentido del humor
  - aprendiendo a respirar despacio y profundo
  - relajando los músculos
  - caminando o practicando otra forma de ejercicio en forma regular
  - compartiendo con amigos
  - participando en formas sanas de recreación
  - durmiendo bien
  - practicando su espiritualidad, sólo o en grupos de apoyo

- Cuando lo requiera, encontrará ayuda profesional.

Capítulo ocho

La oración y la sanación

Desde el punto de vista del Dr. Galen, Cristóbal Solís era el paciente ideal. Cristóbal vino a consultar al Dr. Galen después de que en un chequeo médico anual en el trabajo descubrió que Solís tenía la presión arterial demasiado alta. Estaba ansioso por iniciar el tratamiento. Su padre había tenido un derrame cerebral a los 42 años y la madre de Cristóbal tuvo que criar cinco muchachos sola. Por lo tanto, Cristóbal conocía el costo de una hipertensión no controlada.

A los 48 años, Cristóbal se había casado por segunda vez hacía poco tiempo y tenía dos niños pequeños en casa. Eran su orgullo y su felicidad. "Tengo que estar ahí para ellos", le dijo a su médico, y era evidente que lo decía en serio. Cristóbal estaba satisfecho de poder comenzar a tomar su medicamento, dejó de ir al lugar donde almorzaban todos sus compañeros de trabajo y adoptó en cambio el hábito de llevar los almuerzos bajos en sal y grasa que su esposa le preparaba. Después de cuatro meses, la presión arterial de Cristóbal había bajado, aunque no tanto como él y su médico esperaban. Durante esa consulta, mientras él y su médico hablaban de lo que había que hacer, Cristóbal dijo:

—Doctor, creo que, si muriera de repente debido a mi presión arterial, no iría al cielo.

Aunque parezca extraño, ese pensamiento profundo sorprendió a Cristóbal. No había vuelto a la Iglesia desde hacía años. De hecho, no desde su amarga experiencia de divorcio de su primera esposa. Antes de eso, había sido una persona profundamente espiritual que rezaba con frecuencia. Pero ahora, cuando sentía que su vida estaba en la balanza contra la muerte, las frases que escuchara antes y lo que sintiera cuando iba a la Iglesia volvían a su memoria: "¿Alguna vez has dudado? ¡El Señor sin duda te sacará!... nunca te defraudará...". Y siempre había encontrado gran alivio en este pasaje de los Proverbios: "Confía en el Señor, con todo tu corazón; y no te fíes de tu propio entendimiento. En todas tus cosas escúchalo y Él guiará tus caminos".

Pensándolo ahora, Cristóbal compartía con el Dr. Galen su idea de que no estaba "espiritualmente alineado" con Dios. Cuando el Dr. Galen lo animó a continuar, Cristóbal le dijo:

—Siento que soy como una persona doblemente ciega. Durante esa época terrible del divorcio, con toda mi ira y mi sentimiento de pérdida, pensé que no era digno del amor de Dios. Pero también había otro aspecto. Pensé que Dios me había abandonado.

El Dr. Galen se dio cuenta de que Cristóbal quería hablar con Dios pero tenía miedo. Lo animó a que volviera a su congregación. Le dijo abiertamente lo que veía, que Cristóbal era un hombre espiritual que había estado ignorando esa parte de su ser. Ahora, para su salud tanto física como espiritual, necesitaba ponerse en paz con Dios.

—Sabe, Cristóbal, estoy convencido de que, si puede hacerlo, se va a sentir más tranquilo tanto en su casa como en su trabajo: en otras palabras, disminuirá su estrés.

Dos meses después, cuando Cristóbal vino a una consulta de control, tenía mucho que contar. Había regresado a la Iglesia, ahora que se sentía aceptado y perdonado por Dios se había quitado una gran carga de encima. Aún antes de tomar la presión arterial de Cristóbal, el Dr. Galen se dio cuenta de que estaba más tranquilo de lo que lo había visto antes. Las cifras de su presión arterial lo confirmaron. Su presión era casi normal.

Lo que podemos aprender de la historia de Cristóbal

- *La conexión entre mente y cuerpo es real.*
- *Practicar su religión puede ayudar a bajar su presión arterial.*
- *Comience a asistir a la Iglesia o a participar en otros grupos sociales donde pueda compartir sus sentimientos y mejorar el aspecto espiritual de su vida.*
- *La oración puede hacerlo sentir mejor tanto física como espiritualmente.*

EL ESTRÉS Y LA ORACIÓN

La comunidad latina tiene una larga historia de recurrir a Dios para ayuda en reducir su estrés y disipar sus dudas, para responder los interrogantes difíciles y para obtener consuelo y sabiduría. Por lo tanto, para la mayoría de nosotros, hacer oración habitualmente y sentirnos conectados a un poder superior es la medicina correcta que nos ayudará a mantener controlada la presión arterial.

Como pudo aprender en este capítulo sobre del estrés, el cuerpo realmente acumula tensiones durante los períodos de estrés y libera ciertas hormonas que pueden ayudar a que seamos capaces de enfrentar los retos que tenemos ante nosotros. Lo contrario también es cierto. Un estado de ánimo tranquilo y apacible tiene el efecto positivo de aliviar el cuerpo.

> Un estado de ánimo tranquilo y apacible tiene el efecto positivo de aliviar el cuerpo.

El cardiólogo, Randolph C. Byrd, informa que los pacientes que rezan todos los días tienen menos probabilidad de enfermar que quienes no lo hacen y, si se enferman, la enfermedad será menos severa ("Positive Therapeutic Effects of Intercessory Prayer in a Coronary Care Unit Population" ("Los Efectos Terapéuticos de la Oración de Intercesión en la Población de una Unidad de Cuidado Coronario"). *Southern Medical Journal* 81:7 [1998].). Otros investigadores han determinado que la oración puede reducir la hipertensión y los dolores de cabeza, aliviar la ansiedad y el estrés e inclusive ayudar a sanar las heridas. Docenas de estudios demuestran el efecto positivo de la oración.

Al nivel más simple, la oración nos ayuda a desacelerarnos y relajarnos, algo que muchos tenemos que aprender a hacer en este mundo cargado de tensiones. Sin embargo, la oración también actúa a un nivel más profundo. Mantenerse en contacto con un poder superior nos hace saber que no llevamos solos el peso del mundo sino que podemos compartir la carga. Ese contacto nos prepara para sentirnos plenamente merecedores de nuestra existencia en esta tierra, al permitirnos abrirnos a los placeres y los retos del mundo y convertir así nuestras vidas en una especie de acción de gracias.

Esa sensación de tranquilidad que tenemos cuando oramos, meditamos o cantamos en la Iglesia se produce porque estamos dispuestos a poner nuestros problemas en las manos de Dios. En la oración o la meditación decimos: "Señor no sé qué ocurrirá pero sé que, en tus manos, estaré bien".

Adoptar un camino espiritual nos lleva a la comprensión, a la fe y al amor de Dios. Eso se convierte en fuente de tranquilidad, paz y confianza de que un cambio hacia cosas mejores está a nuestro alcance. En un estado de ánimo semejante, tendemos a tener una presión arterial más baja.

LA MEJOR FORMA DE ORAR

Para quienes ya creen, la oración tiene un efecto sanador. Ore todos los días, si puede. Elija un momento en el que pueda estar solo, tal vez, al despertarse en la mañana. Busque un lugar tranquilo que tenga significado para usted, tal vez, de rodillas al pie de su cama o sentado en una silla en su alcoba. Una Iglesia o una mezquita cercana a su lugar de trabajo probablemente estarán abiertas a mediodía, para las muchas personas que desean orar. Encuéntrelas. Vaya allí.

> Ore todos los días, si puede. Elija un momento en el que pueda estar solo.

Ore pidiendo fortaleza, paz, sanación. Ore no sólo por usted sino por sus seres queridos.

Si parece que la ira y el estrés —la desesperación— están dominando su vida, dígaselo a Dios. Puede ser el primer paso hacia el momento en que podrá ver las fuerzas destructoras que lo amenazaban. Como dicen los cantos: ¡Por qué no traer tus problemas ante Dios y ponerlos a sus pies? Ahí es cuando podrá conocer lo que tantos otros han conocido: El bálsamo y el consuelo que nos llegan cuando encontramos una conexión espiritual viva.

Una vez que haya sentido ese consuelo, será fácil para usted pedirle ayuda a Dios para controlar su presión arterial, para guiarlo en el proceso de reaprendizaje de cómo calmarse y disfrutar la vida, de pedir fortaleza para hacer ejercicio y ceñirse a una dieta baja en sal, para dejar de fumar o cualquier otra de las muchas cosas que sabemos que le ayudarán a llevar una vida más sana.

Ore y pida a Dios que bendiga sus medicamentos y sus tratamientos y agradézcaselos.

Recuerde que, en la actualidad, muchos médicos son conscientes del poder sanador de la oración. Programe con su médico la forma de incluir la fe en Dios y la oración como parte de su tratamiento, una parte tan importante que también formará parte de su consulta médica.

CÓMO RECOBRAR SU ESPIRITUALIDAD

Recupere esas tradiciones religiosas y espirituales que fueron tan importantes para usted. A veces, las cosas simples son las que dan mejor resultado. Si la bendición de la mesa fue importante para usted en alguna época, recupérela y compruebe lo bien que se sentirá. Algunas familias disfrutan leyendo en voz alta sus pasajes favoritos de la Biblia. Otras comparten entre sí cada noche lo que vieron que hizo Dios por ellos durante el día. Tal vez sus mejores recuerdos sean los de la época en que cantaba himnos con su familia. ¿Qué lo detiene? Comience a cantar. Si no tiene tiempo después de cenar, cante con los niños mientras los lleva al colegio.

SAQUE FORTALEZA DE LAS ESCRITURAS

Muchos pasajes de la Biblia hablan del estrés y de cómo aliviarlo. Jesús ofrece descanso, alivio de las cargas pesadas y tranquilidad a quienes ponen sus ojos en Dios. El Apóstol Pablo describe esto, una paz "que sobrepasa todo entendimiento y que permanecerá en sus corazones y en sus mentes a través de Cristo Jesús".

La Biblia está llena de caminos que llevan a la paz. Muchos recurren a los Salmos y muchos tienen como su favorito el Salmo 23 para los momentos de necesidades grandes o pequeñas. Claro está que lo conoce, pero aquí lo incluimos para que lo medite:

"El Señor es mi pastor, nada me falta. En verdes praderas me hace reposar. Me conduce hacia fuentes tranquilas. Y repara mis fuerzas. Me conduce por caminos de justicia en virtud de su nombre. Aunque camine por cañadas oscuras nada temo, porque Tú vas conmigo, tu vara y tu cayado me sostienen. Preparas una mesa ante mí, en presencia de mis enemigos. Me unges la cabeza con aceite, mi copa rebosa. Tu bondad y tu misericordia me acompañarán todos los días de mi vida y moraré en la casa del Señor por años sin término. Amén."

Los siguientes son otros pasajes a los que tal vez también quiera remitirse para consuelo en los momentos de desolación:

Filipenses 4:6–7: "No os inquietéis por cosa alguna, antes bien y en toda ocasión, presentad a Dios vuestras peticiones, mediante la oración y la súplica, acompañadas de la acción de gracias. Y la paz de Dios, que supera todo conocimiento, custodiará vuestros corazones y vuestros pensamientos en Cristo Jesús".

Isaías 26:3: "Lo guardas con el ánimo firme y conserva la paz porque en ti confió".

En Proverbios 17:22 se dice sabiamente que el corazón alegre mejora la salud. Además, las escrituras dicen que no debemos permitir que se termine el día estando disgustados.

La mente, el cuerpo y el espíritu están conectados. En Hebreos 4:12, se habla de esas conexiones fuertes y se explica por qué es imposible dividir las partes entre sí. Aquí hablamos de un poder viviente:

"Ciertamente, es vida la Palabra de Dios y eficaz, más cortante que espada alguna de dos filos. Penetra hasta las fronteras entre el alma y el espíritu, hasta las junturas y las médulas; y escruta los sentimientos y pensamientos del corazón".

CONGREGACIONES

El hecho de compartir que proviene de formar parte de una congregación, de un grupo de estudio bíblico o un grupo de meditación puede ofrecer enormes beneficios tanto físicos como sociales y espirituales.

La oración nos puede llevar a una red más amplia de fe y práctica, dentro de la comunidad y del servicio. Este compromiso espiritual es de vital importancia para la salud.

> El compromiso espiritual es de vital importancia para la salud.

Un estudio tras otro demuestra que estar solo es terreno fértil para el estrés. Ser parte de una comunidad religiosa puede llevar a una mayor capacidad de entregarse y crear vínculos con otros. Asistir a la Iglesia y participar en las clases de religión de los domingos para

OTROS TEXTOS ÚTILES DE LAS ESCRITURAS

Josué 1:9	Ayuda
Salmo 23	Ayuda, certeza de la muerte
Salmo 27:14	Ante las dificultades
Salmo 34:19	Cuando se padece una enfermedad
Salmo 46	Ante una crisis
Salmo 49:15	Certeza de la muerte
Salmo 91	Ante una enfermedad
Isaías 40	En el desánimo
Efesios 6	Ayuda en las dificultades
Timoteo 2	Mayores dificultades
Hebreos 11	Confianza en Dios

los niños, o en otros servicios, son formas de relacionarnos con algo mayor y más importante que uno mismo.

De nuevo, la investigación científica respalda esta opinión. Los estudios demuestran que durante los servicios religiosos, los efectos de muchas personas alabando y orando a Dios unidas hacen que se liberen sustancias en el cerebro y el cuerpo que pueden reducir considerablemente la sensación de dolor y enfermedad.

Pero lo importante no es si vemos esto desde el punto de vista científico o desde un ángulo espiritual. Saber que somos amados por Dios, que formamos parte de Su comunidad puede ayudar a tranquilizarnos y bajar la presión arterial. Formar parte de una congregación nos da fortaleza para realizar los cambios que tenemos que llevar a cabo. La lucha es parte de la condición humana y la Iglesia es el lugar donde se nos recuerda esto. Dios y nuestros compañeros feligreses nos dan la fortaleza para resolver nuestros problemas.

Tal vez sea miembro de una congregación en la que se practique la "imposición de las manos" y la unción con aceite. Esta práctica es parte del servicio de la Iglesia destinar a las personas enfermas o con afecciones físicas que necesitan sanación. Estas prácticas forman parte importante del proceso de sanación y están en línea con los tratamientos que puede estar recibiendo de su médico.

LA SANACIÓN Y LAS ENSEÑANZAS ESPIRITUALES

Hay quienes sienten que una vez que han recibido ayuda espiritual, han sanado para siempre. Hemos visto pacientes hipertensos y con otros problemas de salud que dejan de tomar sus medicamentos porque creen que tomar medicinas contradice las enseñanzas de Dios. No adopte ese camino. Para que el espíritu actúe dentro de usted, debe poner de su parte. Así, permitirá que el espíritu le ayude a sanar. Utilice su fortaleza espiritual y la fortaleza de su congregación para ayudar a que su medicamento obre.

> Utilice su fortaleza espiritual y la fortaleza de su congregación para ayudar a que su medicamento obre.

Cuando estamos enfermos o cuando luchamos por reducir la presión arterial, tenemos un trato con nuestro Creador y debemos cumplir con nuestra parte en ese trato para colaborar en la sanación de nuestros cuerpos y mantenernos en buen estado de salud. Una forma de pensar en la medicina es que quienes proveen servicios de salud son instrumentos humanos que Dios utiliza para ayudarnos a alcanzar el mejor nivel de salud. Debemos pensar que nuestros cuerpos son templos, templos de Dios, que cuando los cuidamos estamos respetando a Dios. Como en las palabras de la Primera Carta a los Corintios 6:19–20: "¿O no sabéis que vuestro cuerpo es Santuario de el Espíritu Santo, que está en vosotros y habéis recibido de Dios?".

Invitar el poder de Dios a los aspectos relacionados con la sanación puede traernos mejorías dramáticas, y a veces la sanación completa.

EN POCAS PALABRAS

- La práctica espiritual regular es buena para su cuerpo y su mente.

- Si ha perdido la costumbre de asistir a su lugar de culto, es hora de que comience a asistir allí de nuevo.

- La religión y la práctica espiritual ofrecen un lugar donde puede descargar sus problemas.

Palabras finales

La mayoría de nosotros aprende en la escuela de la vida a cuidar lo que más valoramos. Le cambiamos el aceite al automóvil, reemplazamos las zapatas de los frenos cuando se desgastan y hacemos lo que sea necesario para mantener nuestro vehículo en buen estado de funcionamiento para que dure mucho tiempo. De igual forma, si tenemos una casa, la cuidamos. Si necesita un techo, reemplazamos las tejas porque sabemos que si se deshace el techo el daño será peor.

Nuestro cuerpo es nuestro automóvil y nuestra casa. Consumir una dieta sana y evitar las sustancias que dañan el cuerpo son parte importante de ese cuidado. También es importante visitar periódicamente al médico y tomar debidamente las medicinas que nos prescriba. Es igualmente importante hacer ejercicio, sin el cual, el cuerpo, al igual que un automóvil que se mantiene en el garaje por demasiado tiempo, simplemente no funciona bien — y puede llegar a no funcionar en absoluto.

Pero claro está que no es tan sencillo. Nuestro cuerpo responde también a las presiones psicológicas. En este libro hemos intentado ayudarle a entender mejor el estrés. No necesita nuestra ayuda para *sentirlo*, pero sí para entender las fuentes de donde proviene el estrés, tal como lo ha hecho, para ayudarle a enfrentarlo.

Por último, su cuerpo no es sólo un instrumento físico y psicológico. Es también un vaso espiritual. Consideramos —y hay mucha evidencia para respaldar este concepto— que una vida espiritual activa es buena para su corazón porque involucrarse espiritualmente nos libera de algunas de las cargas que la vida nos echa a la espalda. Sin duda, no rezamos a Dios sólo porque la oración nos ayude a controlar la presión arterial, aunque puede ser una de las muchas formas en la que la oración puede ayudarnos a sostener el templo del cuerpo que se nos ha dado.

Si utiliza lo que aprendió en este libro para cambiar su estilo de vida, los buenos resultados serán evidentes a medida que su presión arterial se normalice y usted pueda enfrentar mejor los eventos que producen estrés. Por último, el resultado final se verá en las cifras. Usted tiene el mismo derecho que el resto de la humanidad a una buena salud. Esperamos que este libro les ayude a encontrar su camino hacia esos beneficios.

Apéndice uno

Preguntas que debe hacerle a su médico

¿Qué tan grave es mi problema?

¿Qué debo hacer para controlar mi presión arterial?

¿Debo tener un monitor para controlar mi presión?

¿Qué hago si a pesar de tomar los medicamentos, hacer ejercicio y cuidar la dieta mi presión arterial sigue siendo alta?

¿Me puede indicar algún lugar donde pueda aprender a manejar el estrés?

¿El costo de mi medicación está cubierto por Medicare o Medicaid?

¿Qué tanto ejercicio debo hacer y qué tipo de ejercicio sería el mejor para mí?

¿Puede darme información acerca del tipo de dieta que daría resultado y me ayudaría a reducir mi presión arterial?

Índice

Acerca de los autores

James W. Reed, M.D., M.A.C.P., F.A.C.E., fue miembro de la Antigua Junta Nacional de Asesoría en Diabetes y es ahora miembro del Concejo Educativo Para las Iniciativas Nacionales de Educación en Diabetes y del Concejo de Acción Epidemiológica en Diabetes de la Asociación Americana de Diabetes. Es profesor de medicina y catedrático de medicina asociado para investigación de la Escuela de Medicina Morehouse; es además cofundador de la Sociedad Internacional de Hipertensión en Personas de Raza Negra.

Agiua Heath, M.D., ha sido miembro del grupo de jefes médicos de medicina interna de Kaiser Permanente. Es ahora médico de los servicios de salud para los estudiantes de la U.C. Berkeley.

Ana I. Quintero Del Rio, M.D., MPH, FAAP, es directora del Centro de Investigación Clínica y profesora asociada, directora de los departamentos de Patología y Fisiología de la Escuela de Medicina San Juan Bautista. Es profesora asociada de los departamentos de Bioquímica y Pediatría, en la división de Genética en la Escuela de Medicina Ponce de León, y fue la instructora clínica de Pediatría/Medicina en la Oklahoma Medical Research Foundation e instructora clínica de Medicina en el Centro Médico de la Universidad de Oklahoma.